死ぬまで歩ける足腰は「らくスクワット」で作りなさい

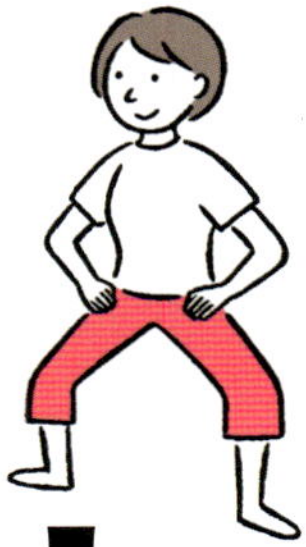

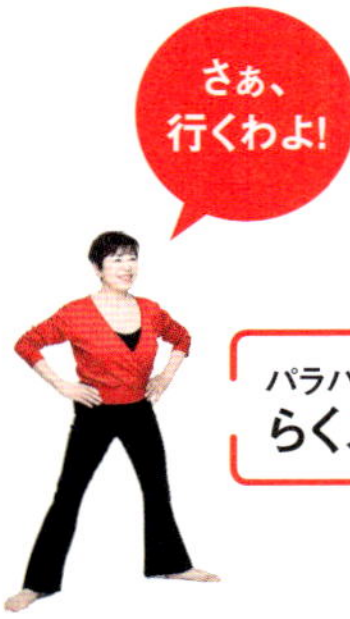

パラパラまんがで見る
らくスクワット

宝島社

はじめに

1日1回だから続く！きくち体操の「らくスクワット」

歩けることは、充実した人生のために重要なこと

歩けることは、充実した人生を送るためには重要なことです。歩ければ行きたいところに行くことができるし、介護のために子どもや孫、他の人の手を煩わせることもありません。歩くことができれば、最後の瞬間まで、自立した毎日を送ることができるのです。

しかし、何もせずに暮らしていれば、年齢を重ねるにつれて体力が落ちてきます。特に足腰の衰えは中高年になれば誰でも自覚することでしょう。

「以前はしょっちゅう散歩やハイキングを楽しんでいたのに、最近は少し歩くと疲れてしまう」

「ひざや腰、足首が痛い」

「ひざ関節や股関節が硬くなり、思うように動かせない」

と一度くらいは感じたことがあると思います。病院に行っても痛み止めの薬や湿布といった対症療法しかしてくれません。そして、こう言われるのです。

「もう、年だから仕方がないですよ」

「年を取れば足腰は弱っていきますよ」

ほとんどの人はそこで受け入れて納得してしまいます。落ち込んでしまう人もいるでしょう。

でも、そうとは限らないのです。

年を取っても、自分の力で歩けるようにしていくことはできるのです。私が教えているきくち体操の教室には、90歳になっても週に2回、１時間半の授業を受けて、いきいきとした表情でさっそうと帰っていかれる生徒さんもいらっしゃいます。実際、私は84歳ですが、毎日、地下鉄の階段を歩いて上り下りしています。世間には１００歳近くになっても、杖を使わずに歩いている先輩方もいらっしゃいます。毎日、積み重ねていくことができれば、誰でも年のせいだとあきらめることはないのです。

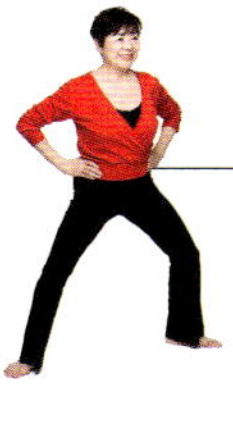

きくち体操は、かつて体育教師をしていた私に、近所の奥さまたちが「美容体操を教えてほしい」と頼んだことから始まりました。最初は小さな集会所からのスタートでしたが、徐々に「この体操をすると体の調子がよくなる」「医者でも治せなかった痛みがとれた」と口コミで広がり、生徒さんが集まってくるようになりました。

その後、「体のしくみに沿った動かし方をすることで病気をしない自分を育て、最後まで人生を楽しむ」ことを目標として、今日までやってきました。

「きくち体操とはどんな体操ですか」

「コロッと死ねる体操です」

40年ほど前、神奈川県予防医学協会が開いた記者会見でのやりとりです。記者の質問に私が大まじめに答えたところ、会場には爆笑の渦が起こりました。「コロッと死ぬ」という言葉の意味も理解してもらえない時代でした。中には「君は何を言っているのかね」と非難する記者もいました。当時は、体操は若くて健康な人がやるものだと皆が思っていた時代です。病気の予防や治療のために体操を取り入れるという先進的で、画期的な試みを発表する会見の場でした。いまになって思えば、それも無理はありません。当時の平均寿命は60代。初詣で、神様に「どうか長生きしますように」と手を合わせていた時代です。男性も女性も、子どもを育て上げたら亡くなっていくのが普通の人生でした。

その後、半世紀の時が流れ、日本人の平均寿命は男女ともに80歳を超えました。少子化で若者の数は減り、逆に老人の数は圧倒的に増えています。２０２５年には３人に１人が65歳以上になるとも言われるほどです。超高齢社会が話題になることが多くなると同時に「長い人生をどう生きるか」ということが、注目されるようになりました。

「らくスクワット」で自分の体と向き合い、よくしていく

きくち体操は50年あまり前から、全身を活性させる「らくスクワット」を行っています。これは従来のスクワットやトレーニングとはまったく違うものです。回数は１日１回。これならいままで体を動かしてこなかった人、忙しい人でも続けられます。もう年を取っていて関節が弱っているからスクワットなんてできないということはありません。弱った関節を激しく動かせば痛みますが、「らくスクワット」は自分の体の状態に合わせて動かすので安心です。

また、動かしながら自分の体のあちこちを感じとっているうちに、自分の体の弱っているところや動かしてなかったところ、意外に動かしやすいところに気がついていきます。学校の体育の授業ではそんなふうに自分と向き合う授業はありませんでしたよね。

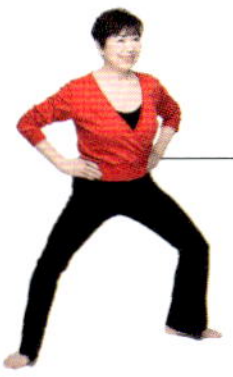

学校で教えてくれないことは、自分で学んでいくしかないのです。「らくスクワット」で、じっくり、ゆっくりと体を動かせば筋肉の動き、関節の働き、体の部分同士のつながりが感じ取れるようになってきます。自分の弱っているところや、力の加減もわかってきます。ですから、限界以上に体を痛めつけることなく、弱った部分に力をつけていくことができるのです。

年を取ってからでも自分でよくしていける

私たちは誰でも必ず年をとっていきますが、「年をとる＝衰える」ということではありません。きくち体操には老若男女たくさんの生徒さんがいらっしゃいますが、健康に不安を抱えた人もいらっしゃいます。70～80代の方も珍しくありません。足腰の衰えた方はもちろん、脊柱管《せきちゅうかん》狭窄症《きょうさくしょう》やひざの骨の変形、股関節の疾患などの病気で歩くことが困難な方もいらっしゃいます。そのような生徒さんは皆、それぞれきくち体操で自分が体を動かしていくうちに元気になり、杖や手すりなしで歩けるようになっていきます。

私はそういう生徒さんの回復を長年見てきていますから、「年だから病気だから足腰が弱って当たり前」という世間一般の言葉は受け入れられません。それどころか、あきらめずにきくち体操で体を動かしていけば年を取るごとによくなることもできるとハッキリ言えます。「らくスクワット」を続けていけば、80歳になっても、いま以上の体力や気力を保っていくことも可能なのです。

自分の足で行きたい所に行き、やりたいことをする体力と気力は、いくつになっても持っていたいものです。それなのに年齢を重ねていくと、すべてを「老化」のせいにして努力をせず、自分の可能性を狭めてしまう人が何と多いことか。まだいろいろなことができるはずなのに、あきらめて老け込んでしまうのは自分で自分を弱らせていることなのだと、気がついてほしいと思います。

自分の体や人生を年のせいにしてダメにするなんて、本当にもったいないですよね。人生の最後まであきらめず、元気に歩いて楽しく過ごすため「らくスクワット」を始めてください。

「きくち体操」創始者
菊池和子

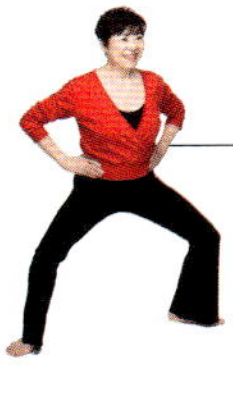

もくじ

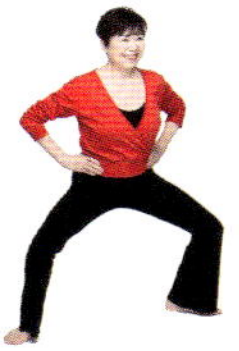

第2章 「らくスクワット」をやってみよう

実践編

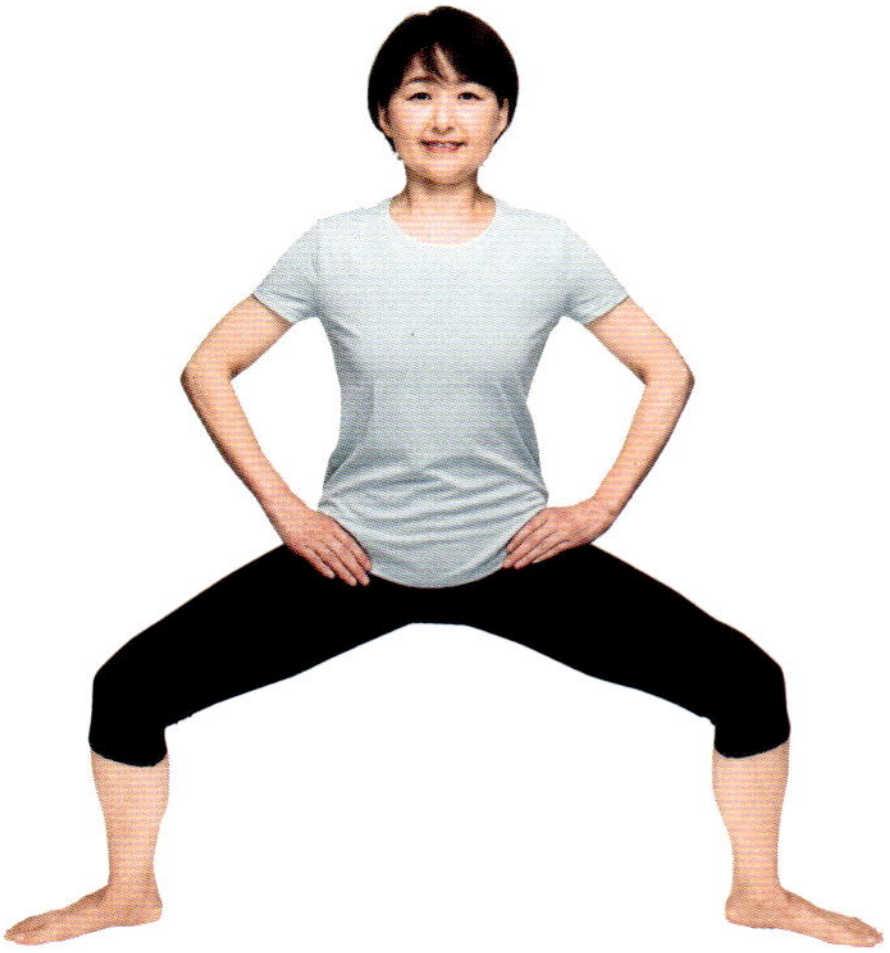

より足腰に力がつく

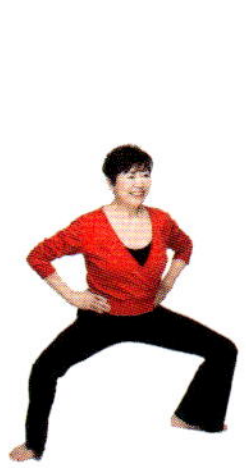

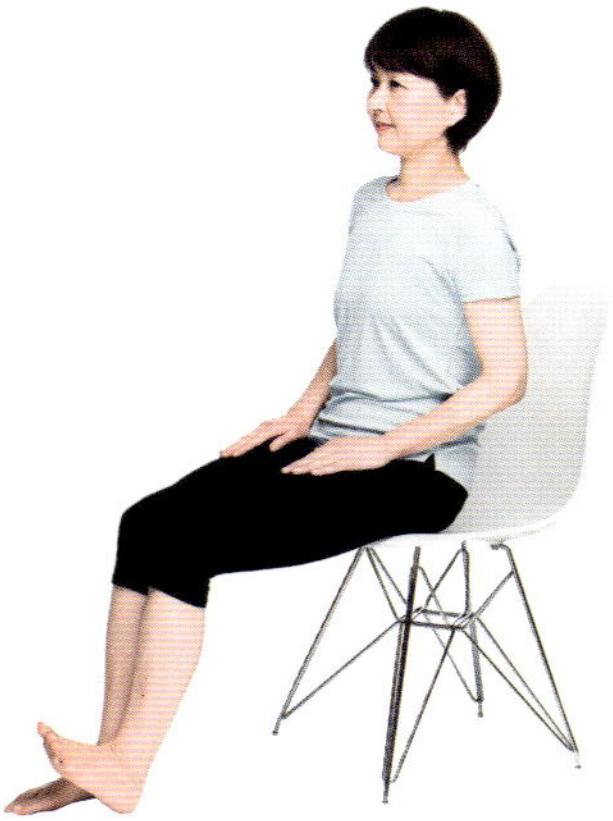

第3章 「らくスクワット」ができないときは

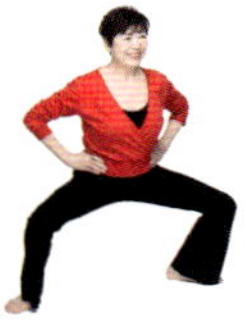

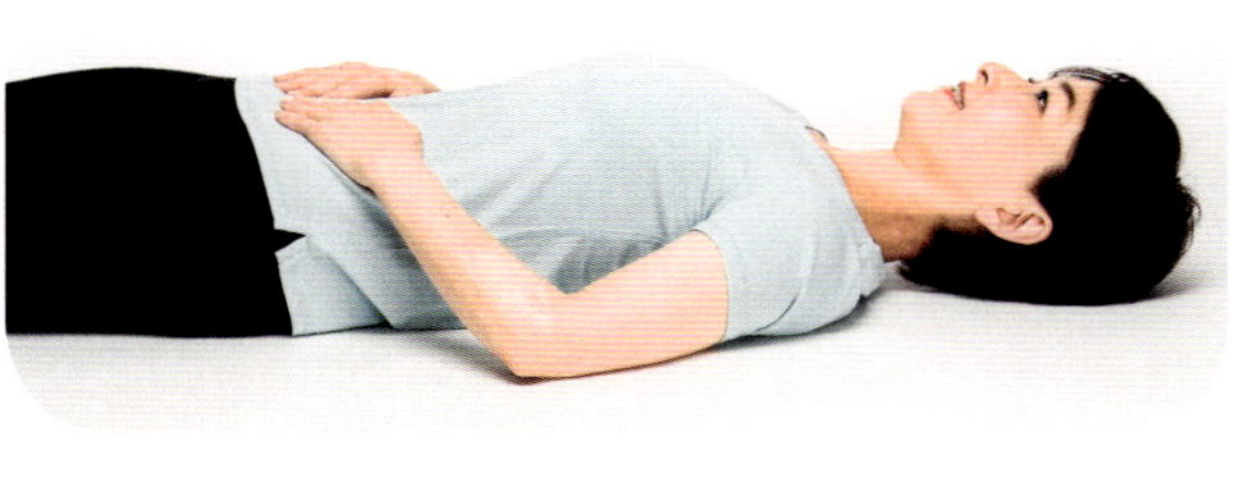

第1章

「らくスクワット」って何？

解説編

「私でもできるかな？」という心配は無用！
効果抜群、どうして「らくスクワット」が
死ぬまで歩ける足腰を作るのかを詳しく解説します。

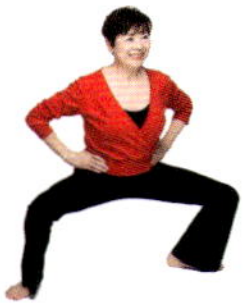

死ぬまで歩ける足腰を作る！
今日から始めよう！「らくスクワット」

つまずかない足にする

みなさんは、歩いていて何もないところでつまずいたり、転びそうになったことはありませんか？　脚が弱ってきたと感じることはありませんか？

たしかに、年齢とともに歩くことが大変になっていくというのは事実です。日々年は取っていきますから、30歳のときと、50歳のときの体が同じわけがありません。左のページのグラフにも表れているように、年齢が上がれば上がるほど、数百メートル歩く程度でも、不便を感じる人が増えてきます。

加えて、年を取っていくことを、自覚できていない人が多いのも事実です。

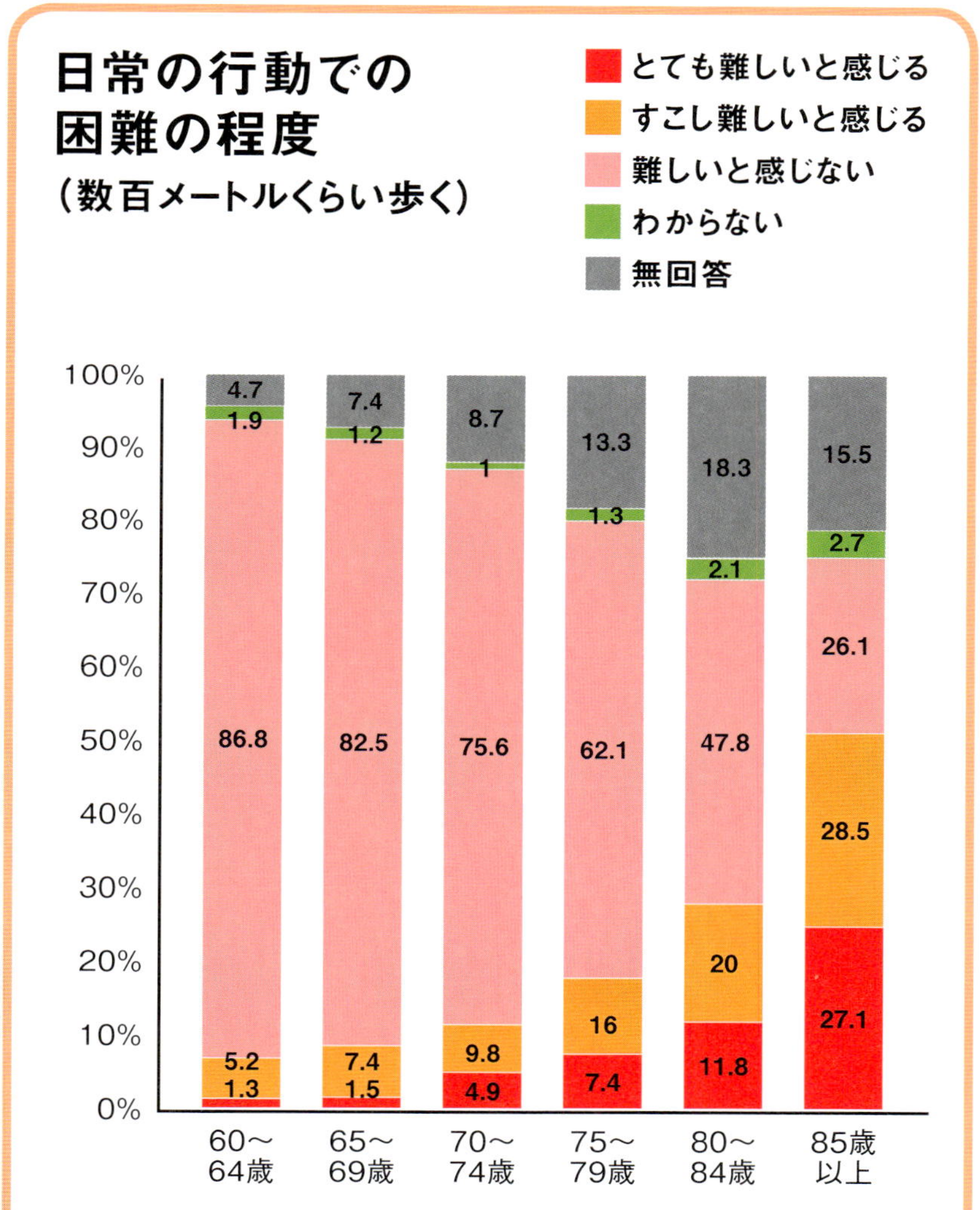

平成26年度 高齢者の日常生活に関する意識調査クロス集計結果（内閣府）

70代後半から歩くことへの困難を感じる人は急激に増えてくる

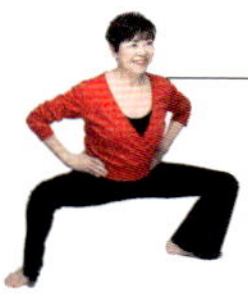

顔については誰でもみんな気にしますが、体に対しては太い細いを気にしたり、老化していくことに対しては仕方がないと受け入れている感じがします。病気に対してはとても敏感なのに、残念だと思います。

年を取っても顔と同じように、自分の体にもしっかり関心を持って、ちゃんと歩けているのか、ちゃんと背中を伸ばしていられるのか、水たまりをぴょんと跳べるのか、階段を手すりにつかまらずに上ったり下りたりできるのか、腕を真上に上げられるのかなど、姿かたちだけでなく、自分の体の動きにも、日常的にもっともっと注意を向けてほしいのです。

そうすれば、自分がいま、「何をできなくなっているか」に気がつきます。

でも、自分の体に気づくということは本当難しいですよね。

自分の体を知るために、試しにいま、どんな形でもいいですから、その場で1回スクワットをしてみてください。なるべくゆっくりとやります。ひざを曲げたときに、イラストのように自分の体がどんな具合か、自分でチェックしてみてください。

まずは1回、やってみよう！
こんなことに気づきませんか？

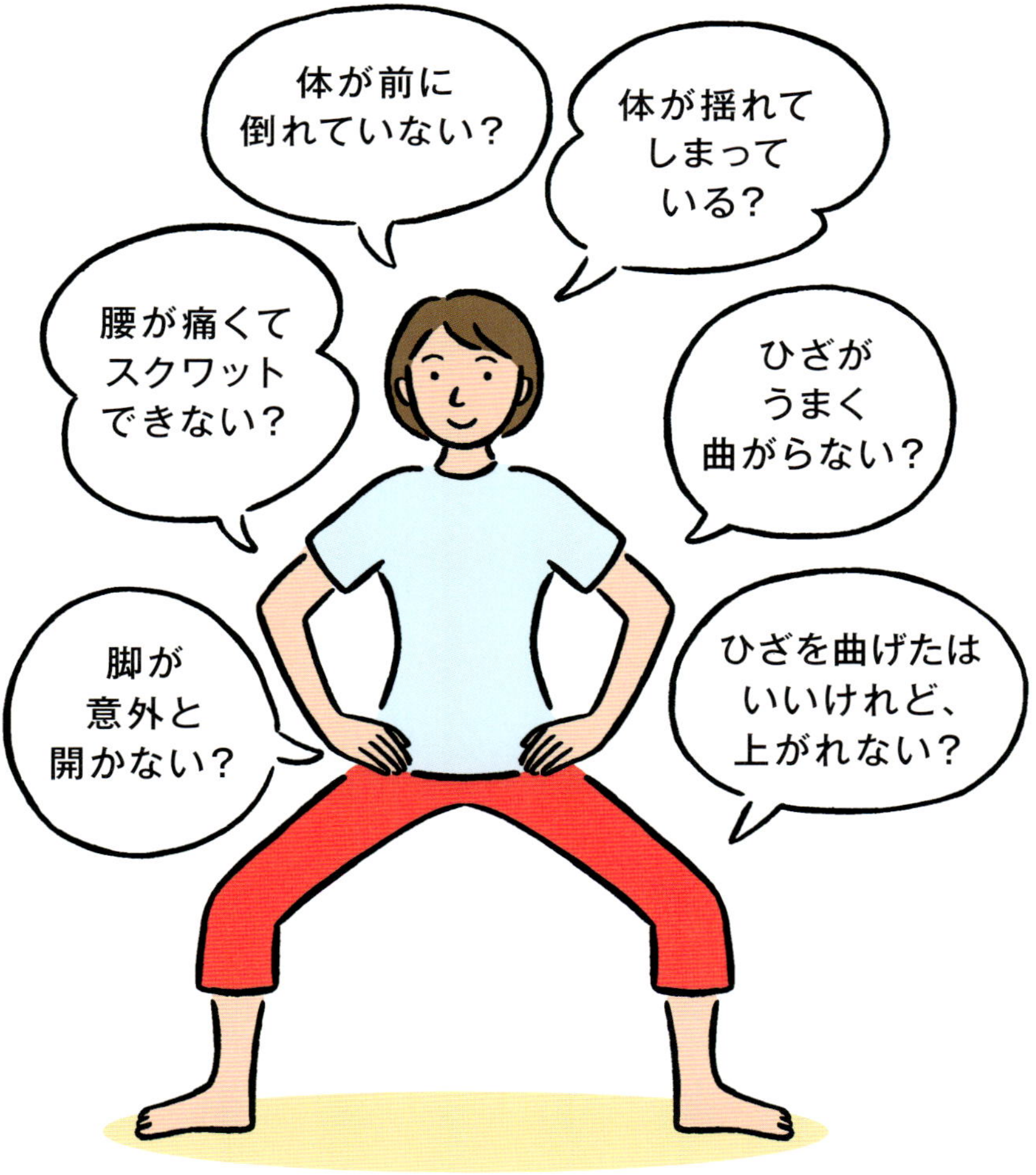
体が前に
倒れていない？
体が揺れて
しまって
いる？
腰が痛くて
スクワット
できない？
ひざが
うまく
曲がらない？
脚が
意外と
開かない？
ひざを曲げたは
いいけれど、
上がれない？

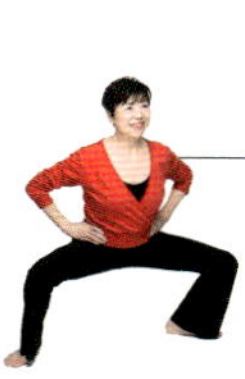

やってみていかがでしたか。問題なくできた方はおめでとうございます。その力を落とさないように、「らくスクワット」でキープしていきましょう。やってみて、いくつか不便があったということならば、あなたの体はいま、こんな状態になっています。

●両足が思ったよりも開かない
↓ももの内側、股関節まわりの筋肉が弱っている

●体が前に倒れてしまう
↓腹筋、足の指、足の裏の力が弱くなっている

●ひざがうまく曲がらない
↓足首が硬くなっている

●ひざは曲げられても立ち上がれない、何かにつかまらないと上がれない
↓全身の筋肉が落ちている

●腰が痛くてスクワットできない
↓腹筋が弱っている

●曲げていくと転びそう
↓背筋が弱っている

●体が揺れてしまう
↓足の指の力、ももの筋肉が弱っている

「らくスクワット」で弱った筋肉に力をつける

どうやらいろんなところの筋肉が弱っているようだ、どうしたらいい?と思われる方、それを1つの動きで、改善していくことができます。それが1日1回の「らくスクワット」です。「腹筋も背筋もないし、体も硬いのに、1日1回で大丈夫?」と思われるかもしれません。

でも大丈夫です。「らくスクワット」の動きなら、弱った全身の筋肉に力をつけ、死ぬまで歩ける足腰を作っていくことができます。全身の筋肉は脳につながっています。脳を使って、つながる筋肉を感じながら動かしていくので、頭もはっきり、しゃっきりとしてきます。

きくち体操の教室の生徒さんで、腰の手術を宣告されながらも「絶対によくなりたい」という方がいらっしゃいました。70代の女性で、痛みのせいで仕事を辞め、壁を伝わないと歩けないほどでしたが、毎日教室に通って動かしてわずか3カ月ほどでしゃっきりと歩けるようになり、表情も別人のように明るくなりました。いまはお孫さんの送り迎えや、キャンプの準備などで大忙しだそうです。

ひざの衰えや足腰の痛みがあった70代の男性は、最初に教室に来られた時は、脚をそろえて立つと子ブタが通れるほどのO脚でした。しかし、続けていくうちに驚くほど脚がまっすぐになり、いまは痛みの心配もないとおっしゃいます。

1日1回、毎日まじめにやっていけば、少しずつ力がついていき、痛みも消えていきます。続けていくうちに体が「もう2回やってくれる?」と言うようになります。そうなると劇的に体が変わってきます。体が「1回で十分」と言ったら1回で十分です。

「らくスクワット」は、**いままで他人のような間柄だったあなたの体と、本気で仲良しになれる方法、生かす方法**です。そして自分で、全身をよみがえらせる方法なのです。

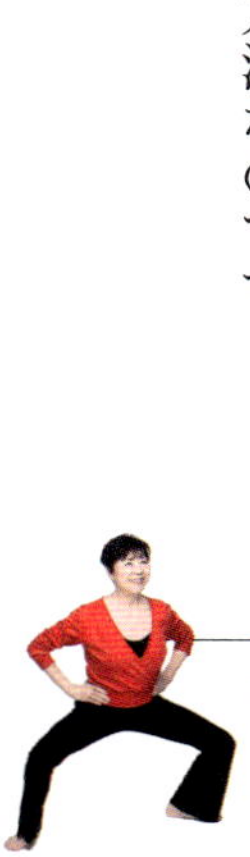

死ぬまで歩ける足腰だけじゃない！

「らくスクワット」のうれしい効果

姿勢よく歩けるようになる

私の知人には、私よりも年上の先輩方がいらっしゃいます。皆さん、とてもおしゃれで素敵なのですが、ひとつだけ残念なことが……。姿勢が悪く、歩き方がトボトボとしているのです。きれいにお化粧をしていても、それだけで、ぐっと老け込んで見えてしまうものです。体育大学時代の同級生ですら、84歳のいまとなっては、姿勢よく歩けている人はほとんどいません。

姿勢が崩れるのは、主に腹筋と下半身の筋力低下が原因です。下半身には上半身を支え、動かすためのたくさんの筋肉があり、体の前後左右すべてにつながりあって動かし、支えあっていま

姿勢の違いだけで、見た目年齢は10歳20歳変わる！

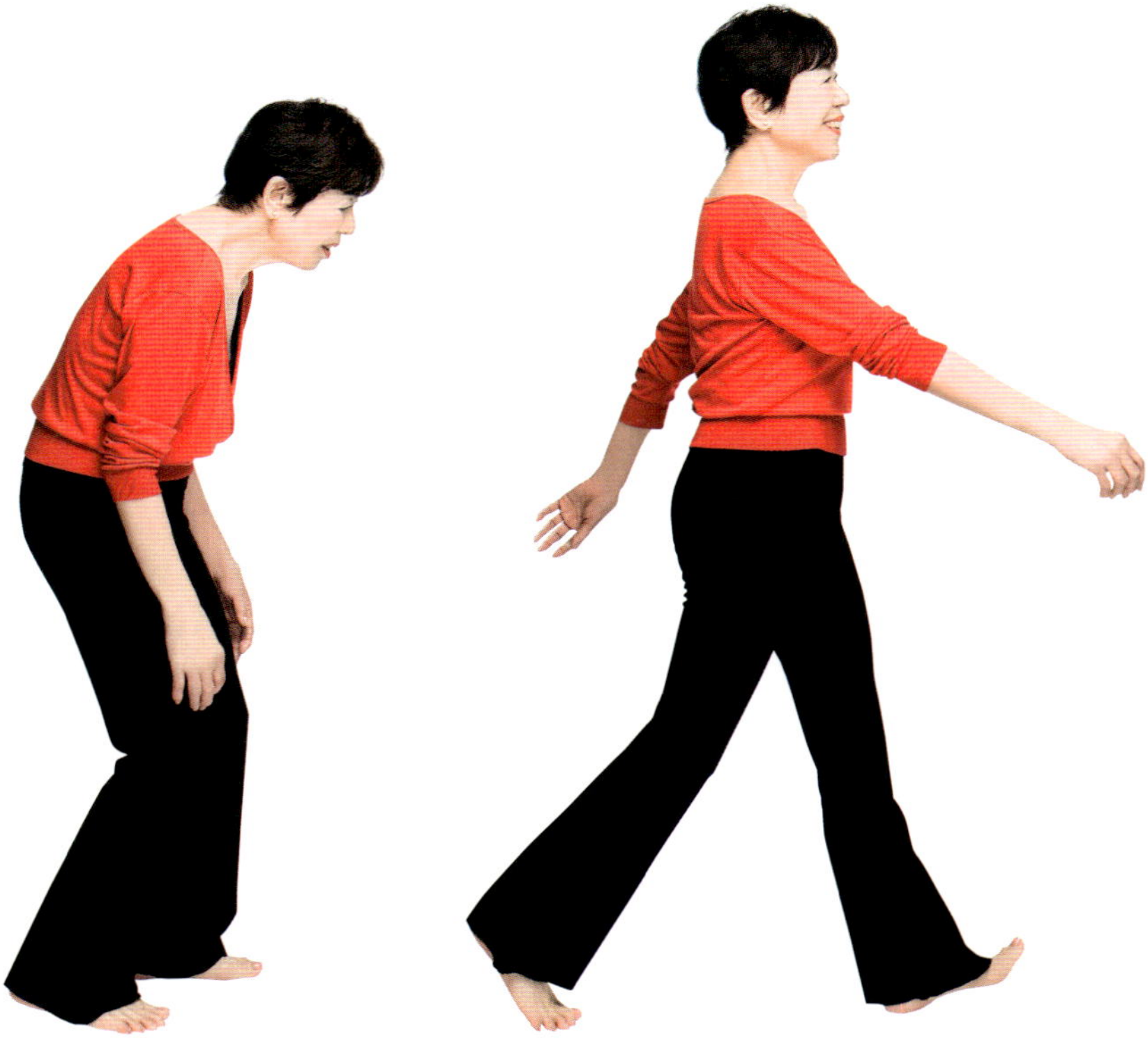

見た目以外にも、姿勢が悪いと歩幅が狭くなり、全身に負担がかかるようになります。

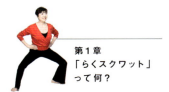

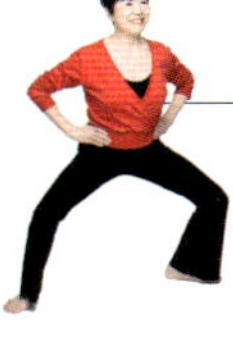

す。腹筋や下半身の筋肉が弱ると、ひざや腰の筋肉が弱り、前かがみの姿勢になります。前かがみになると、どうしても足の裏の小指側の筋肉を使って歩くようになります。つまり脚の外側の筋肉で歩くようになるのです。するとO脚になり、歩幅が狭まってヨチヨチとした歩き方になってしまうのです。さらに、前かがみの姿勢をとり続けると、かかとをしっかり地面につけて歩けなくなります。つま先だけで、すり足状態で歩くようになります。そうするとつまずくようになり、転んでしまうことも。最近は、特に家の中で転んで骨折するという事故が増えています。家の中ではよりすり足になりがちなのでつまずいてしまうのです。

かかとから歩くので、転ばなくなる

足腰だけでなく全身の筋肉に力がつけば、しっかりと上半身を支えられるようになります。すると、頭が持ち上がり背すじも伸び、美しい姿勢で歩けるようになるのです。また、「らくスクワット」では足の指、足の裏の感覚もよみがえります。かかとから踏み出し、足の裏全体でしっかりと地面を踏みしめ、全部の指で地面を蹴って歩くことができるので、つまずいて転ぶことがなくなるのです。

足の指や裏を使った歩き方ができるようになれば、スタイルもよくなります。お尻は上がり、太ももはひきしまります。
「下半身がムキムキになってしまうのでは？」
という心配はいりません。

筋肉は鍛えると、硬くなりムキムキになっていきますが、「らくスクワット」で筋肉を育てるやり方は、強い負荷をかけて鍛えるのとは違い、動かしている筋肉を感じ取りながら動かすので、**しなやかで強い筋肉を育てることができる**のです。美しく変わることはあっても、不自然な形になることはありません。また、しなやかな筋肉は柔軟性に富んでいますから、万が一、何かのはずみで転んだとしてもケガをしにくく、回復も早いのです。当然、転んで寝たきりになるリスクが低くなります。

外見が若返ってスタイルもよくなり、ケガもしにくいといいことずくめの「らくスクワット」ですが、さらに生きていくために必要な、全身の力をよみがえらせることができます。

腰痛がやわらぎ、頻尿、尿もれが治る！

腰痛の原因はさまざまありますが、ほとんどの場合は筋肉が衰えたことによって起きています。これは「らくスクワット」で筋肉を育てることで改善します。「らくスクワット」は脚だけを

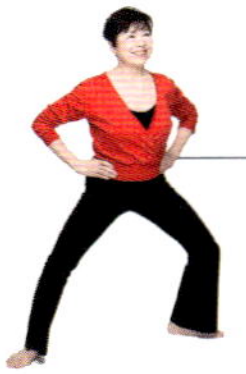

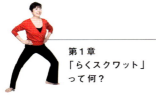

丈夫にするものではありません。脚からつながっている骨盤周辺の筋肉、背骨を支えるための腹筋や背筋、でん筋（お尻の筋肉）も強くします。筋肉が強くなればしっかり頭を持ち上げて立つことができます。腰周辺の筋肉が強くなる上、腰に対する負担が軽減するため、腰痛がやわらぐのです。きくち体操の生徒さんたちによれば、脊柱管狭窄症などによる腰痛も、体を動かすことでかなりの方が改善しています。また、頻尿や尿もれといった悩みをお持ちの方も「らくスクワット」で改善することができます。「夜中トイレに何度も起きていたのに、起きないようになった」という方もたくさんいらっしゃいます。

認知症が改善、予防できる！

「らくスクワット」は単純にしゃがむだけの動作ではありません。足の動きと脳をしっかりとつなげて、意識を集中して行う動作です。そのため、**動かすたびに脳が刺激を受けます**。ですから、続ければ続けるほど脳が活性していきます。すでに物忘れが多くなった、ぼんやりすることが増えたという人も、頭がハッキリと冴えて症状を改善させた方もいます。頭が冴えれば活気がみなぎり、やる気が出てきます。そうすると、さらに意識を体に向けやすくなり、よりいきいきとした体になるのです。

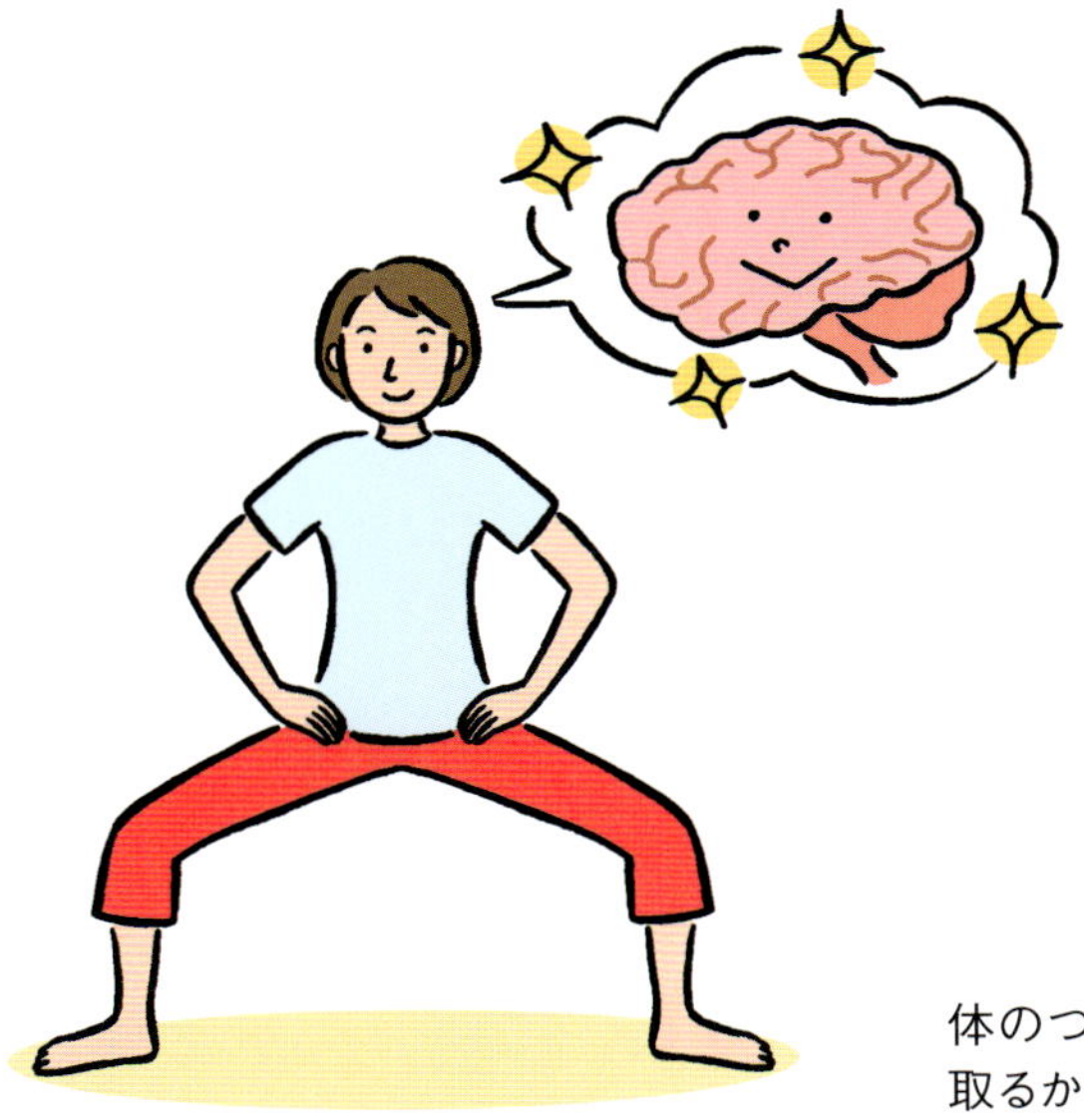

体のつながりを感じ
取るから脳も元気に！

「歩けなくなると無気力になって認知症になりやすい」と言われますが、逆もまたしかりです。脳が衰えてくると、体が動かなくなります。「らくスクワット」で、脳と体を同時によみがえらせてください。

そもそも、脳が使えなければ日常の生活はできません。体を動かすための指令を出すのは脳だからです。全身の筋肉と脳はつながって動きますが、筋肉が弱るとその伝達能力が衰えてきます。「らくスクワット」で、筋肉を使うことは、脳の指令を足、脚、そして全身に伝える練習にもなるのです。

血流がよくなり、肌がピカピカに！

「らくスクワット」で筋肉が育つと、前かがみの

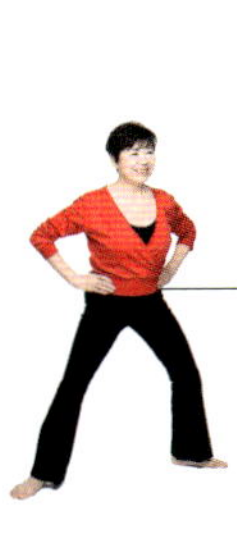

歩ける足腰でさらに元気に！

体重や体脂肪を減らすことができる

動脈硬化の予防に役立つHDLコレステロール値が高くなる

血圧・血糖値を下げる効果がある

歩くことで脳を活性させ、記憶力向上の効果がある

脳卒中のリスクが軽減できる

出かけることが楽しくなる

姿勢が治ります。すると、胸が広がり、呼吸をするのも楽になります。深い呼吸ができ、肺がしっかりと酸素を取り込めるようになるのです。

また、筋肉がしなやかに育つと、血管もしなやかに働くようになります。しなやかで丈夫な血管が酸素をたっぷり含んだ新鮮な血液を、体のすみずみまで巡らせてくれるようになるのです。

その時、ポンプの役割を果たすのも育った筋肉です。血流がスムーズになることで内臓も元気になるでしょう。また、血液によって細胞のすみずみまで栄養が行き届くと、新陳代謝が促されます。新しい細胞に生まれ変わることで、肌もピカピカになります。まっすぐになった姿勢と血色のいい顔色、いきいきとした動作ができれば、気力がわいて前向きの毎日がやってきますよ！

体のだるさや不調が消え、気分が明るくなる！

「特に病気ではないのに体がだるい」「なんとなく疲れやすく不調」という人は、脳が活性していないことが多いものです。そういった人も、「らくスクワット」でつま先から脳まで神経をつなぎ、脳を活性すればどんどん調子がよくなっていきます。また、うつ気味になっている人も、気持ちが明るくなり、やる気が満ちてきます。

きくち体操の教室には、ひどい腰痛やひざ痛を抱えて体験をしに来る方もいらっしゃいます。体が自由にならないためでしょう。そういう方は気持ちが暗く沈みがちです。けれど、休み休みでも1時間程度、体を動かしていくと表情が明るくなりやる気が出てきて実際、自力で立ったり歩けるようになった方もいます。その時に「私の足は動かせる足だったのに、あきらめていました。自分でやることだったんですね」と、初めて知るのです。そういった方を私はたくさん見てきました。

体が痛い、いまはなんとかなるけれども老後が不安という気持ちはわかります。けれど「こうすればよくなる」ことがわかれば、不安はなくなり、毎日が楽しくなるでしょう。「らくスクワット」で体を動かせば、いまよりも体がよくなっていき前向きな気持ちになるのです。

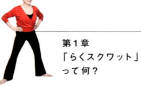

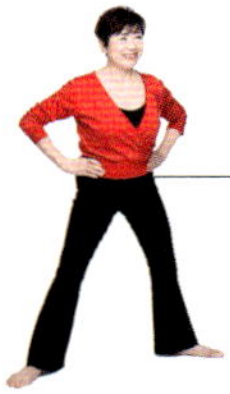

「らくスクワット」は量より質！

いい加減に何度もやるより、本気の1回が効果あり！

毎日動かすことが筋肉を育てる

スクワットをするというと、「10回1セット×3セット」など、回数をやらなければいけないと想像されるかもしれません。しかし、「らくスクワット」は回数を決めていません。なぜなら、人によっていまの筋肉の力がそれぞれ違うからです。「歩ける足腰を作る」といっても、すべての人が同じ状態ではありません。いま、足腰が丈夫でこれからもそれを維持したいと思っている人、足腰が弱り始めて将来に不安を感じている人、腰やひざに痛みがあって歩くのがつらい人など、さまざまな状態の人がいらっしゃると思います。「らくスクワット」はそれぞれの状態に合

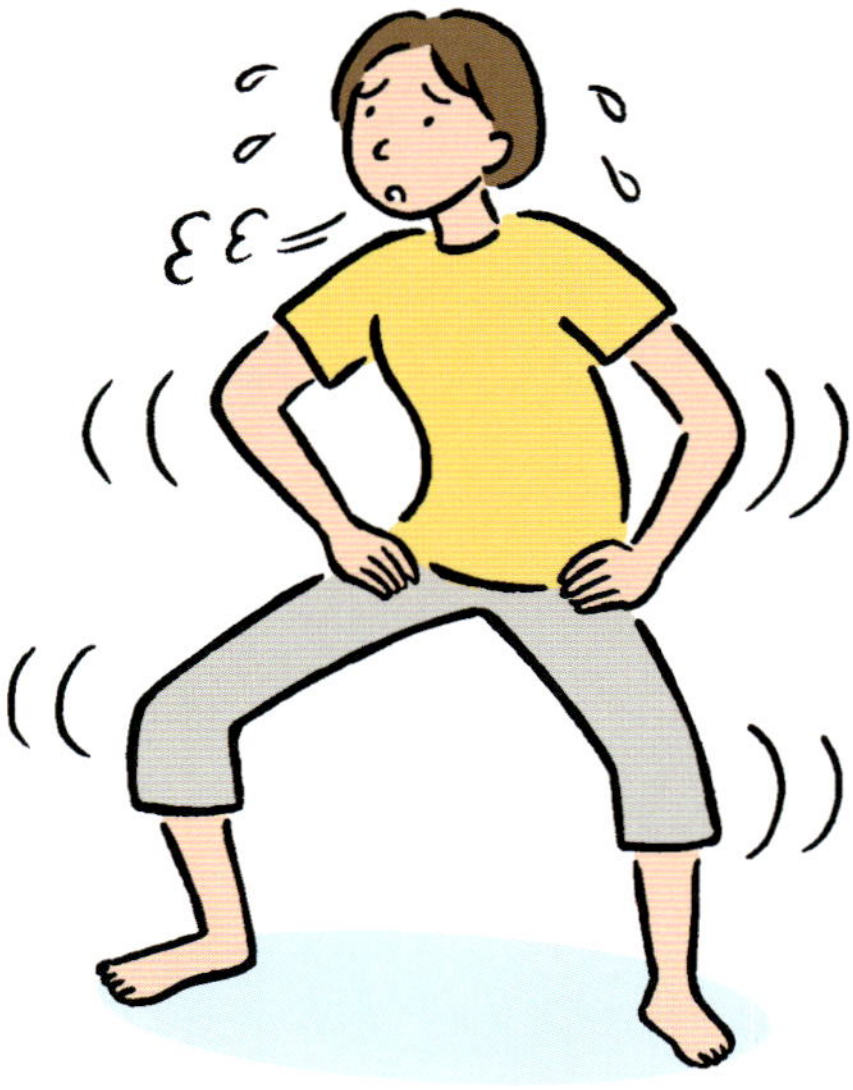

いい加減に何度も
やるよりもっといい
方法があります。

わせた方法で行うことができます。
まずは1日1回、やってみてください。

1日1回だから続けられる

1回やってみると、自分のいまの状態がわかります。やってみて「キツいな」と思ったら、かなり筋肉が弱っていると考えてください。そして、弱った筋肉に力をつけるため、1日1回「らくスクワット」を行います。

立ってできなければ、壁や台につかまってもいいし、イスに座って行ってもかまいません。「らくスクワット」は、誰でもできるやさしい動きで、誰でも最後まで歩ける体であり続けられるように考えられた動きです。体の状態に合わせたそれぞれの方法は第2章（61ページ～）で紹介します。

ただし、どんな方法でも毎日1回は、続けてく

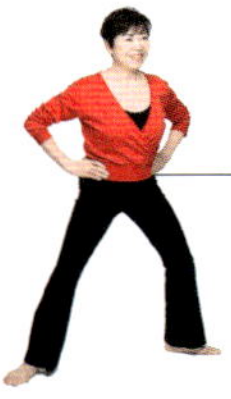

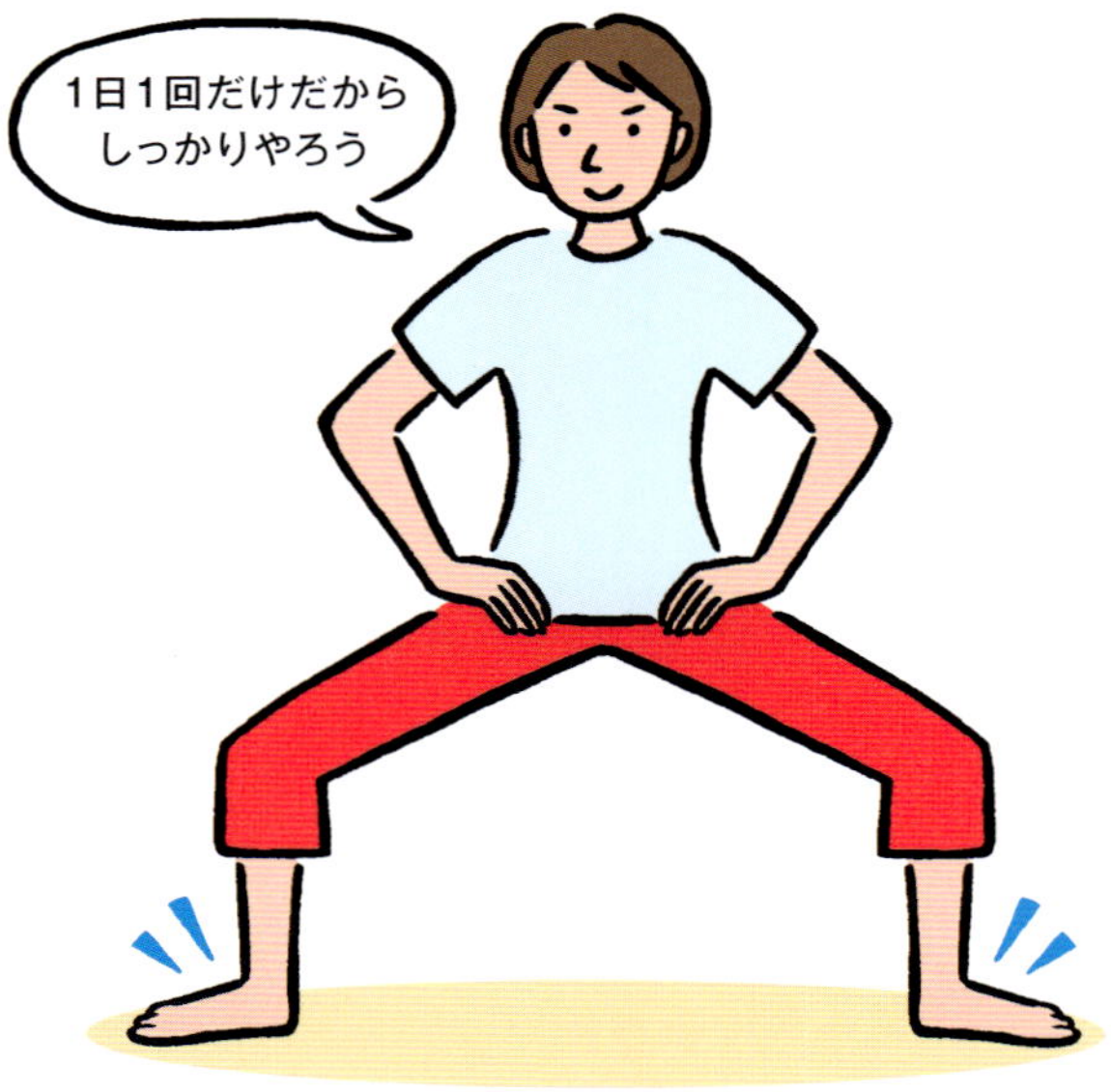

ゆっくり・じっくり自分の体と向き合うのがコツです。

ださい。毎日、食事をすることで生きていけるのと同じように、毎日意識をして体を動かすことで筋肉が育っていくのです。「らくスクワット」は〝やり貯め〟ができません。毎日1回行うことが効果を上げるポイントです。

毎日、体を動かしていくからこそ、死ぬまで歩ける体が作れるのです。

「らくスクワット」を毎日、続けていると「今日は体が硬いな、もう1回多くやってみよう」「今日は楽にできたな、筋力がついてきた！」と自分の体のことがわかるようになってきます。そのころには、自分の体に筋肉が育ち、体調もよくなってきていることでしょう。

また、行う時間も特に決まっていません。気がついたときに行っていただいて結構です。

「らくスクワット」にかかる時間は1回につき20

秒ほど。まったくといっていいほど時間をとりません。

だから続けやすいのです。

「たったそれだけで本当に効果があるの？」

と思うかもしれませんね。

しかし、「らくスクワット」は、たった1回でも、**毎日使っている筋肉に意識を向けて行うことが効果を引き出すポイント**なのです。

自分に向き合うから体を効果的に動かせる

「らくスクワット」でもっとも大切なことは、いまどこを使っているのかということを意識することです。

自分の体に向き合い、ゆっくりと行うことで体の仕組みや自分の弱っている部分を知ることができます。たとえば、「らくスクワット」でひざを曲げたまま足の親指に力を入れれば、太ももの内側の筋肉に力が伝わることがわかるでしょう。逆に小指に力を入れると、脚の外側の筋肉に力が伝わります。親指と小指、どちらに力が入りにくいですか？　両方同じくらいにできないと、内側か外側どちらかに重心が傾き、歩き方に負担がかかっています。そうやって自分の体を確かめながら、弱いところに力をつけていくことができます。

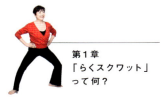

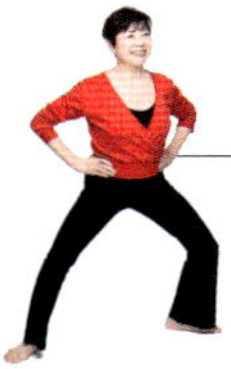

また、最初は足にだけ意識を向けて行っていても、徐々に体全体に意識が向くようになると思います。「よくする」という意識を持つことも効果を引き出すポイントになります。

人間の体は不思議なもので本人が「よくする」と意識して動かしていくと、必ずよくなっていきます。意識に合わせて細胞が体をよくするように働くのです。

もちろん、1回では物足りないという場合は何回でも行ってください。**ただし、意識を体に集中していなければ、ただのスクワットになってしまいます。**また、集中して行うことは、転倒やねんざなどのケガを防ぎ、体を痛めるリスクも減らせます。

いい加減に何度もやるよりは1回だけ、意識を体に向けてじっくりと行ったほうが効果があるのです。

足の指と脳をつなげるから効果が上がる

「らくスクワット」を毎日行うことは、脳をしっかり働かせることにつながります。意識して体を動かしている間は脳も働いているのです。

効果を上げるコツは、足の指や裏と脳をつなげて使おうとすること。あなたの体は、足の指や裏によって支えられています。昔の日本人は草履や下駄で生活していたため、足の指――特に親指に力がありました。常に意識して鼻緒をはさんで歩いていたためです。現在は靴を履く生活ですから、足の指に力がない人が増えているように感じます。その結果、姿勢が崩れ、美しく歩ける人が少なくなりました。

足の指や裏は、歩くために地面をしっかりつかむ、とても重要な場所です。「らくスクワット」を行うときは、足の指や裏にこそしっかり意識を向けて行ってください。すると、足の指の感覚がはっきりしてきます。

足の指と裏は足首に、足首はひざに、ひざは股関節へとつながっています。足の指の感覚がはっきりして、力がついてくると下半身全体の筋肉を強くすることができるのです。そのために背骨を支える背筋や腹筋もしっかりと育ちます。

体の中で脳に直接つながっているところは背骨だけです。脳の指令を伝える神経は、背骨の中を通って全身につながっています。筋肉によってしっかり支えられた背骨を通じて、脳の指令通りの動きがなめらかにできるようになります。足の指から始まる足腰の筋肉がしっかりすると、上半身や内臓の働きもよくなります。足の指や裏を脳につなげることによって、全身がよくなっていくのです。

筋肉痛になっても動かしながらよくできる

「『らくスクワット』をしたら筋肉痛になった」ということもあるかもしれません。そういう時

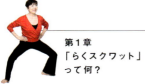

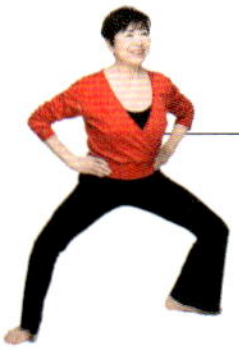

は「体を休めて安静にしておこう」と思う人が多いものです。ですが、「らくスクワット」は体のどこかに痛い部分があってもできます。動かした時に痛い部分があるということはほとんどの場合筋肉が弱っているということです。

激痛がない限りはむしろ念入りに「らくスクワット」を行ってください。気遣ったつもりで安静にしていると、ますますその部分の筋肉を弱らせてしまいます。

「らくスクワット」でケガを治しました

私自身、2年半前、マッサージを受けた際のトラブルでひどく股関節のあたりを痛めてしまいました。神経が傷ついてひどい痛みとしびれに悩まされました。足をひきずり「私もいよいよダメか。杖を使うようになるのかしら」と思ったほどです。ただ、病院に行ってもできることは対症療法だけだと思ったので行きませんでした。ですから、できる限り自分で動かしながら治していくことにしたのです。

教室できくち体操を指導した後、こっそりと陰で「らくスクワット」です。痛めたばかりのころはほんのわずかしかできませんでしたが、徐々に痛みが落ち着いてきました。

やはり**人間の体は動かすことでよくなるようにできている**のです。あの時寝込んでいたら、本当に杖や車いすのお世話になっていたかもしれません。

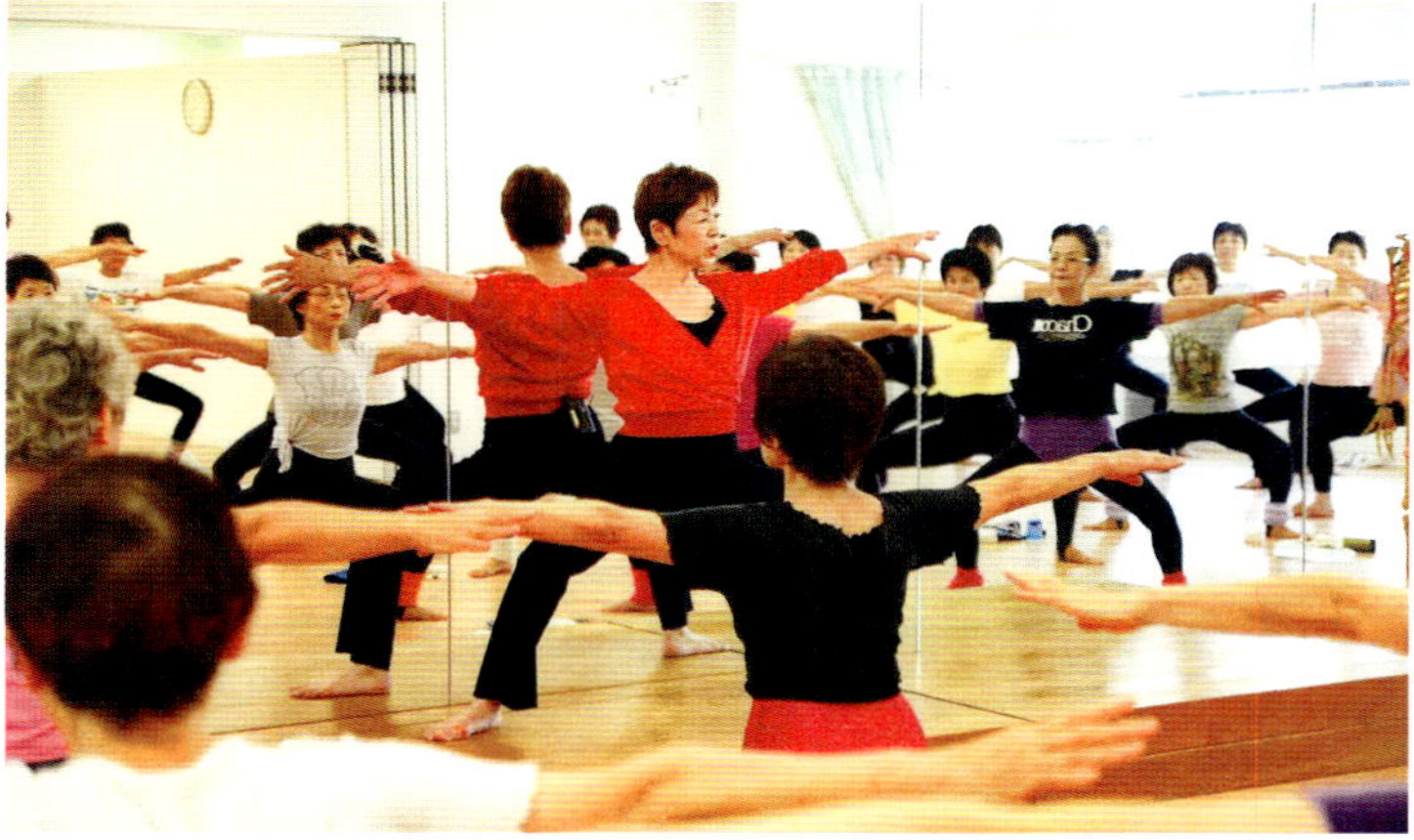

教室では多くの方が体の
力を取り戻しています。

私は年齢が年齢ですから時間がかかりましたが、2年半でかなり改善しました。いまでは毎日、地下鉄の階段を地下から地上まで一気に上ることができます。

これまで体を動かしてこなかった人は、もしかすると「らくスクワット」を1回しただけでも筋肉痛になるかもしれません。それでも恐れずに毎日1回、動かすところに意識を向けて続けてください。やがて痛みは治まっていままで以上に元気になるはずです。

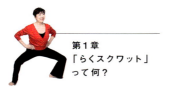

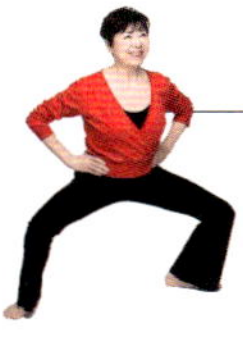

「らくスクワット」なんでもQ&A

Q 1日1回というけれど、それ以上やってもいいですか？

A もちろんやったほうがいいです。1日1回としたのは、毎日続けてほしいからです。何度も行えばより効果が上がります。しかし回数を増やすことを目標にするよりは、1回をしっかりと、自分の体に意識を向けてやるほうが絶対にいいです。それができるようになってから、回数を増やしてください。

Q 脚の形がお手本の写真のようにできません。

A たとえば、脚がカエルのような形に曲がってしまい、ひざのほうがつま先より前に出てしまうのならば、脚と脚の間が狭すぎます。できるだけ脚の間を開けて、つま先を外に向けてひざを曲げていってください。

でも「お手本通りにやる」ということに、あまりとらわれないでください。それよりも、自分のももの力で支えられるか、足の指で踏みしめられるか、体を起こせるかやってみてください。うまくいかなくても何かにつかまったり、浅く曲げたりして、できるところからやってみてください。

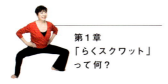

Q 「らくスクワット」をする最適の時間帯は？

A 特にありません。
気がついたときにいつでもやってください。

Q ひざが痛いけれどやってみたい。どれがおすすめですか？

A 普段歩ける程度の痛みであれば、82ページの「壁に手をつくらくスクワット」か、92ページの「テーブルに手をつくらくスクワット」をやってみてください。ひざを曲げた後、少しでも静止できれば続けていくと力がついてきます。静止できない人、立っていることもつらい人は96ページの「イスに座って～」や104ページの「寝たまま～」がおすすめです。足の指をしっかりさわったり、手と足の指の握手もぜひやってみてください。（110～117ページ）

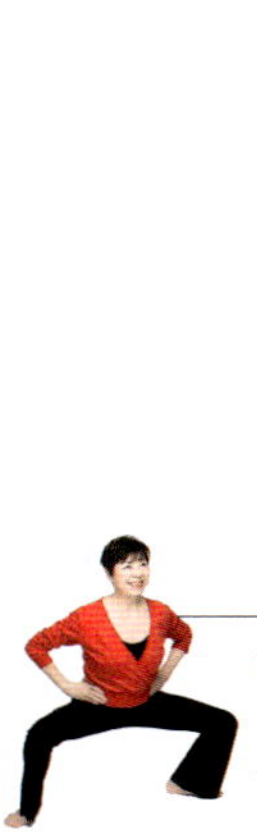

「らくスクワット」なんでもQ&A

Q 腰が痛くて上半身をまっすぐ支えていられません。

A 96ページの「イスに座ってらくスクワット」から始めてください。最初は背もたれにもたれても、手すりにつかまってもかまいません。それでもつらかったら104ページの「寝たままらくスクワット」、様子を見ながら118〜121ページのつらくない腹筋もおすすめです。腹筋はあなたの腰を支えています。腰周辺の筋肉が育っていけば、上半身を支える力がつき、腰痛もやわらぐでしょう。

Q すぐに足がつってしまいます。

A 足がつるのは筋肉が弱っているか、使いすぎているかです。毎日、「らくスクワット」を続けていればいずれつらなくなります。もしも足がつった場合は、まず転ばないように近くの壁や台につかまってください。そして、つったほうの足に体重をかけてゆっくり立ち上がると治ります。痛みや違和感が消えて落ち着いたら、もう1度、挑戦してください。

Q 腕は動かさなくていいのですか？

A 腕を使うともっと下半身に力がつきますが、腕のほうに意識がいきがちになると下半身がおろそかになるので、下半身にしっかり力がついてから腕を使いましょう。

Q 1回やっただけで筋肉痛になりました。痛いうちはお休みしていいですか？

A 毎日、食事をして栄養をとるように、毎日の「らくスクワット」が死ぬまで歩ける足腰を作ります。どうしても痛いなら、回復するまでは104ページの「寝たままらくスクワット」など、できるものをやるようにしてください。

筋肉痛が起こるのは、それまで体を動かしていなかった証拠です。毎日1回の「らくスクワット」を続けていくと筋肉に力がつき、痛むことはなくなります。

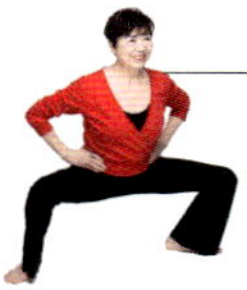

体験談

きくち体操で体がよみがえった！歩ける体、元気な体を取り戻した!!

眠れないほどの足の冷えが解消。母の甲状腺がんは大きさが半減し、手術が不要になった！

池田明子さん（61歳）

自分に向き合って動かすと、本当に効果が出る

菊池先生とは20年ほどのお付き合いになります。知り合ったころ、ちょうど肩こりがあったことと、生活習慣病の予防も兼ねて健康的なことをしたいと、きくち体操の教室に通うことにしました。

きくち体操は一日二日やっただけではわからないかもしれませんが、たとえば1週間ほど続けていくと「あっ、体が曲がるようになった」「力がついてきた」ということがわかるんですね。ですから効果はわりと早く感じられると思います。私の場合は

手や足に柔軟性がついて、指先に力がつきました。それまで足先が冷たくなって眠れないということがあったのですが、きくち体操を始めてからは解消しました。

ほぼ同じころ、母がばね指になり、手術をするかどうかという段階だったのですが「手術はいやだな」と言っていたため、一緒に通うことにしたのです。すると、きくち体操で手足を動かしているうちに痛みがとれ、結局、手術はしなくて済みました。菊池先生に「痛いのは弱っているということ。痛くても少しずつ動かしていかないと、動かせなくなってしまうよ！」と指導されて、なんとかやり遂げていたようです。「弱らせたのは自分だからね。『ごめんね。こんなふうにしちゃって』と謝りながら動かすのよ」という教えの通り自分の指を大事に思いながら動かすと、本当に効果が出るんですね。私は菊池先生のこんな哲学的な部分も好きなんです。

母は現在83歳、それ以来いつも手足を動かしたりしています。78歳の時に甲状腺がんを患いましたが、菊池先生にも相談し、きくち体操を続けたのと、ビタミンC大量投与などを行い、手術は受けませんでした。ところががんの大きさが半分になり、問題なく日常生活を送っています。

私自身は指のグーとパー、足首回しなど、足の力と指の力を衰えさせないように気をつけています。私の学校では足のケアの講座もあります。そこで受講生さんの足を

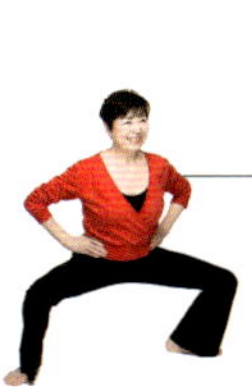

見ると、若くても足の力がない方がたくさんいるんです。そういうときはきくち体操のノウハウをお教えしますし、体操もおすすめします。

ばね指、ヘバーデン結節といって関節がふくらむ病気、ドケルバン病（狭窄性腱鞘炎《きょうさくせいけんしょうえん》）など、関節のトラブルを持っている方も多いです。これらはホルモンのバランスが崩れることによって、更年期とか産前産後に起こりやすいそうです。専門家から聞いた話ですが、ホルモンって筋肉の状態が悪いと、分泌されてもうまく働かなかったりするらしいんですね。筋肉にはポンプ作用がありますから、筋力が衰えると血流が滞ってしまいます。すると血液に乗ってホルモンが全身に行き渡りにくくなってしまうようです。ですから、マッサージなどで筋肉を刺激するのと同時に、体を動かして、本来自分が持っている力をなくさないことが大切だと思います。特に手や足の先は心臓から一番離れていますから、血液が届きにくいです。その点、足の指先、手の指先に意識を向けて動かすきくち体操は、最適な対処法だと思います。

主人（梅沢富美男）にもすすめています

主人（俳優の梅沢富美男氏）にもきくち体操をすすめているのですが、なかなかやりませんね。ただ、主人の家系はとても丈夫。兄（梅沢劇団二代目座長・梅沢武生氏）

は、胃がん、肝臓がんを患いましたが太っています(笑)。よく食べ、お酒も大好きで、79歳のいまも舞台に立っています。

菊池先生もそうですが、周囲を見てみると、いくつになっても向上心と好奇心を持っている方は元気で、若々しいですよね。もちろん、そういう方は認知症とは無縁です。

いつまでも健康で元気に暮らすには「運動・食事・休養」のバランスが大切だと思います。かんたんに元気になれる方法を探しているなら、少しでいいから体を動かすことから始めるといいのではないでしょうか。その点、きくち体操は私のおすすめです。

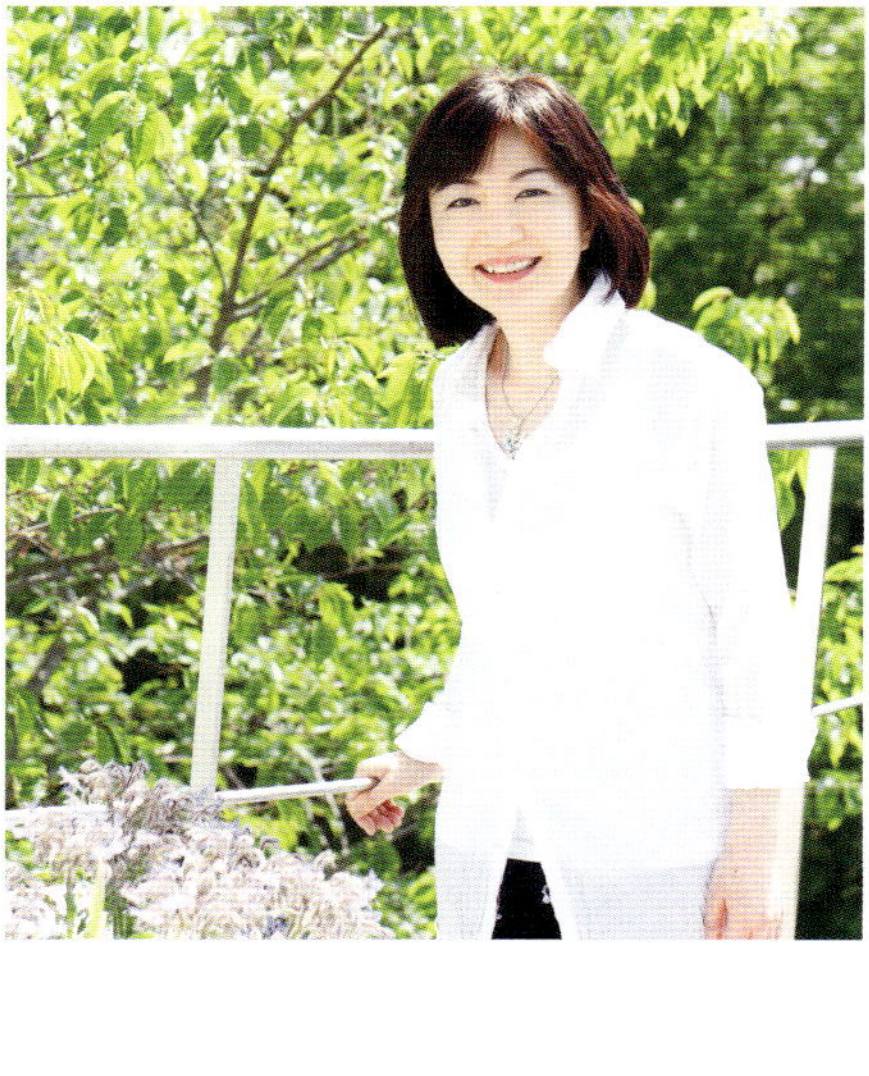

プロフィール

池田明子さん

フィトセラピスト(植物療法士)、西九州大学客員教授、臨床検査技師として病院勤務の経験から伝統医学に興味を持ち、ピー(植物療法)を学ぶ。その後ハーブやアロマなどフィトセラピーを学ぶ。2006年にフィトセラピストとハンドケアセラピストの養成校ソフィアフィトセラピーカレッジを設立。近年は大学や専門学校などと、認知症予防や介護分野での有効活用の普及をしている。著書に『熟年離婚、したくなければズボラ婚。』(双葉社)『アロマセラピー使いこなし事典』(世界文化社)など多数。夫は俳優の梅沢富美男、2児の母。

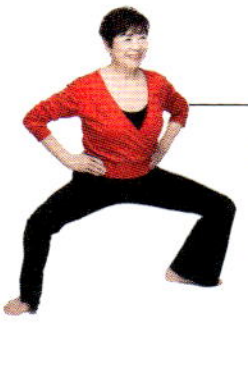

つかまりながらスクワットをして ひざ痛と血糖値が改善

佐久間素子さん（66歳）

自分で痛みの原因がわかった

五十の手習いで茶道を始めたのですが、60代で急にひざに激痛が走り正座ができなくなりました。整体に行きましたが、結果はかんばしくありません。その時に行きつけの美容室できくち体操の本を読んだことを思い出し、入会しました。運動はほとんどしてこなかったので、初めはかなりハードに思いましたが、半年ほどで座れないほどの痛みが劇的に改善しました。ひざが痛んでからずっとお茶の席では「立礼」というイスに座ってのお稽古に変えてもらっていたのですが、痛みが消えたことで通常の正座のお稽古に戻ることができたのが何よりもうれしかったです。

「自分の体は自分で治す」という菊池先生の言葉通り、体の仕組みを理解することで、ひざ痛の原因もわかりました。私の場合は運動不足で、ひざから太ももの裏側の筋肉が縮んで硬くなっていたのです。それがわかったので、足首回しや脚を引き寄せる体操、ひざの裏を伸ばす体操を入念に行いました。家でも毎朝、足首回しや、つかまってのスクワットをやっています。きくち体操のスクワットは1回だけでも私にはかなり効きます。おかげさまで、いまは歩くのもまったく問題ありません。

きくち体操をすると血糖値が下がる

運動不足になったのは、車移動が多いこともありますが、私が糖尿病であることも関係しています。激しい運動をすると低血糖症状を起こすことがあるため、いわゆるスポーツなどは避けてきました。

ただ、きくち体操をすると血糖値が下がっていくのです。私は「リブレ」という血糖値を常時測るセンサーをつけていますが、数値にハッキリと出ます。足首を回すなどきくち体操をしたあとは、平均して40～50程度は下がります。「糖尿病がよくなる」とは言えませんが、「血糖値が下がる」のは現象として事実であり主治医も認めています。いつもきくち体操の授業で体はすべてつながっていると教わっていますので、ひざも血糖値も同時によくなったのではと思っています。現在、きくち体操を始めて2年目ですが、「自分の体は自分でよくする」ということをきくち体操で学んだので、いくつになっても元気に過ごせればと思っています。

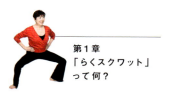

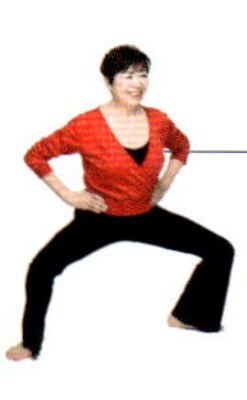

体験談

首の脊柱管狭窄症《せきちゅうかんきょうさくしょう》が手術なしで回復 あきらめていた登山を再開できた！

かじしずよさん（65歳）

「すぐに手術が必要」と言われて

50代後半から登山を始め、その体力づくりのために水泳を始めました。ところが、平成25年の7月にジムのプールで泳いだところ、クロールの息継ぎができません。「おかしいな」と思っていたところ、激しい頭痛と吐き気をもよおし、救急病院に運ばれました。診断は首の脊柱管狭窄症。手足のまひはありませんでしたが、首が回らず、痛みで寝返りも打てません。医師の診断は「すぐに手術が必要」とのことでした。病院を三軒まわっても結果は同じです。恐怖と不安で仕方がなかった時に、以前から申し込んであった菊池先生の講演会に行きました。そこで先生の「自分の体は自分でよくしていく」というお話を聞き「手術はやめよう」と決心しました。また、同じころ「まひがないうちは手術をしなくてもいい」という脊椎専門のお医者さんに出会えたことも幸運でした。

病気が判明してから不安で胃を壊し、不眠に悩んでいましたが、きくち体操を始めて1年ほどで痛みもすっかり回復しました。最初はこわごわと、首を守りながらの体操でしたが、徐々に首の痛みが消えてゆき、吐き気もすっかり治まったのです。首も回るようになり、いまでは寝返りも打てます。

何不自由ない毎日が幸せ

痛み止めも睡眠導入剤も必要なくなりました。週1回の教室に加え、家ではきくち体操の本やDVDを見ながらできるだけ体を動かしました。最初はキツかった腹筋も1年でひとりでできるようになり、「顔つきが変わった、明るくなった」とよく言われたものです。2年目からは登山も解禁。今年はスイスのトレッキングコースに申し込む予定です。病気が判明したときには「もう山には登れない」とあきらめていたので、とてもうれしいです。じつは最後に「手術は不要」と言われてから病院には行っておらず、医学的に脊柱管狭窄症がどうなっているのかはわかりません。ただ、痛みや吐き気がなくなり首が回るようになったことは事実です。毎日、何不自由なく楽しく元気に過ごし、他の持病もありません。本当に幸せです。いまはご近所のお友だちにもきくち体操をすすめています。

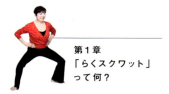

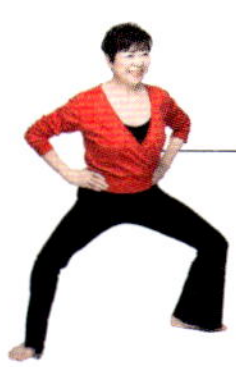

体験談

ぎっくり腰もすぐに治る86歳の父も始め、10種類飲んでいた薬が4種類に減った!

池田真理子さん(58歳)

自分で治せる自信がついた

きくち体操を始めて一番よかったことは「自分の体を自分で治すことができる」ということ、それによって「自信と免疫力がつく」ということです。

私は2年前に母を亡くしてから、現在87歳の父と同居しています。父や亡き母を見て思ったことは「人間は誰でも老化すること、80代になると誰でも体のあちこちに故障が出ること」でした。実際に亡くなる前の母は20種類、父も脊柱管狭窄症を患い、10種類もの薬を飲んでいました。私は医療を否定しませんが、これは実際に目の当たりにすると怖いことです。ですが、本人たちは治りたいし、「お医者さんからもらった薬を飲むことが当たり前」だと思っています。それを減らすことは怖くてできません。

まずは私自身が「自分の体は自分で治せる体を作ろう」と、きくち体操に入会しました。私はぎっくり腰を何度か経験しています。きくち体操を始めた後にもなりましたが、1日寝ただけで職場に復帰。ひざ痛も体操だけでよくなり、ばね指も手術をせずに、きくち体操で動かすことで治せました。「自分で治せる」自信がつき、1年後、父にも入会をすすめました。

近所の人が注目するほど回復

当時父は86歳でしたから受け入れてもらえるのだろうかと不安でしたが、体験入会をすることになりました。様子を見ていると、先生が怖いくらい父の体を動かすのです。帰宅後、父自身が「やってみたい」と言い、ひとりで週1回、通うことになりました。すると、脊柱管狭窄症の痛みで歩くのもやっとだった父が、9回目くらいで「体操をしてから帰宅するまでは体が痛くない」と言いはじめたのです。

いまでは同じマンションの方に「お父さんがあまりに元気で姿勢もよくなったから観察している」と言われるほど回復しました。父も自信がついたようで「朝起きて、スタスタ歩けるのがうれしい」と、１００ｍほど離れたコンビニまで毎朝、新聞を買いに行くほどです。10種類も飲んでいた薬も4種類に減らすことができました。いまは寝る前にふたりで足首回しをするのが日課です。きくち体操は、80歳を超えてから始めても効果があるのです。

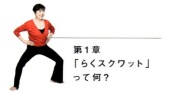

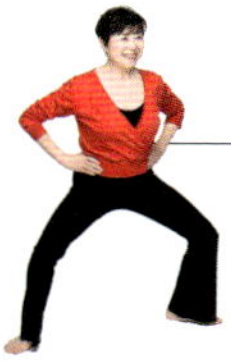

もも、おしりの筋肉がついて歩き方が改善 足の甲の変形も元に戻ってきた

M・Hさん（64歳）

1年後の体を想像しながら育てていく

私は20代で左かかとを骨折し、40代半ばに右足が外反母趾になりました。そのため か、長く歩いていると右足親指のつけ根がだんだん痛くなり、足の指を丸めるように歩いていました。6～7年前から時々足をするようになり、また右足の甲の変形も気になっていましたが、年だから仕方がないかとあきらめていました。きくち体操に入会し、足首が回らないこと、O脚で歩いていること、ももの内側とおしりの筋肉が落ちていること、ひざが伸びないことを自覚してからは、足首回しに加えて、少しずつ歩き方の矯正をしていきました。入会から1年3カ月、筋肉を育てる体操の成果で、ももも、おしりの筋肉が少しずつついてきて、歩き方も少しはよくなってきたと思います。また、右足の甲の変形も少し元に戻ってきたようです。きくち体操で「年を経ても自分で自分の体の状態がわかり、体をコントロールしていくことができる」ことを学び、1年後の体の状態を想像しながら、これからも体を育てていこうと思います。

体と関節が柔らかくなり階段もスイスイ足首回しで水虫もよくなった！

佐藤正久さん（68歳）

半年ぐらいで体が軽くなった

私はスポーツが好きで、若いころはスキー、最近まで少年野球のコーチもしていました。かつての同僚と年に2～3回は山にトレッキングに出かけ、一年を通してテニスをやっています。ですから、瞬発力や筋力には自信がありました。ただ、体が硬く関節の動きはよくありませんでした。「このままでは思わぬケガをして歩けなくなるかもしれない」と思っていたところ、きくち体操に通っていた妻が誘ってくれました。

筋力に自信のあった私でも、最初はキツかったですが、半年くらいで体が軽くなり、苦手だった前屈が徐々にできるようになりました。ひざや足首の関節も柔らかくなり、駅の階段もスイスイ上れます。また、悩んでいた水虫もよくなりました。薬も使いましたが、きくち体操で足首を回す、足の指をしっかり動かすということにより血行や老廃物の流れがよくなったことで治癒が早まったのではないかと思っています。

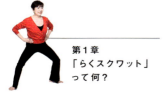

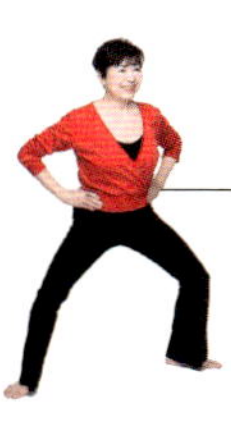

車いす生活にまで悪化したヘルニアからダンスができるようになった

T・Oさん（74歳）

痛みに対するおびえがなくなった

菊池先生のことはテレビの「100歳まで歩けるようになる」といった趣旨の番組を見て知っていました。持病のヘルニアが悪化したこともあり、きくち体操に入会しました。ただ、ほぼ同時に友だちから中国式治療院での治療をすすめられ、1〜2回はとても効果があったので、きくち体操は退会。ところが、だんだん悪化してしまったのです。自分で歩けなくなり、半年後には車いす生活になってしまいました。

「他力本願はよくない」と心を入れ替えて、きくち体操に再入会。最初はできる動作はほとんどありませんでしたが、少しずつ動けるようになると、車いすが不要になったのです。痛みは完全になくなった、とは言えませんが、体の仕組みがわかるようになると、痛みに対してビクビクすることがなくなりました。痛みと付き合いながら前向きに考えられるようになり、自分の足で歩けるようになりました。50代から続けてきたダンスも再開できました。すっかりあきらめていたので、また踊れることがとてもうれしいです。

ひざ痛が治ったのをきっかけに、外反母趾の痛みやめまい、頭痛など全身の悩みが消えた

本部鈴子さん（69歳）

体が治ると心も穏やかに

平成29年8月に、ひざが激しく痛み出しました。夜も寝られない痛みでしたが、病院に行っても痛み止めと湿布を出されるだけ。その場しのぎにしかなりません。「このままでは歩けなくなってしまうかも。そうなってからでは遅い」と、以前から雑誌で知っていたきくち体操に入会しました。最初の授業は汗だくでついていくのがやっとでした。しかし、帰りにふと気づいたのです。「どこも痛くない！」と。また、私は原因不明のめまいで入院し、強い薬を使ってもよくなりませんでした。それも約1カ月で消え、さらに、左足はひどい外反母趾で触るだけで激痛が走っていたのもよくなり、五十肩も解消しました。一カ所がよくなると、体中の悪いところが次々に治っていたという感じです。体が治ると同時に自信がつき、心も穏やかになりました。

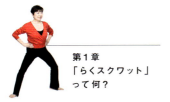

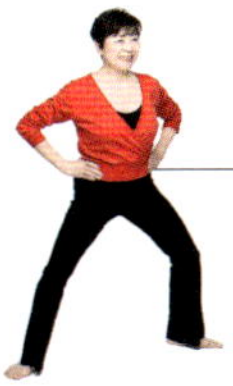

冷え性・不眠が解消して体の不調がすべて改善
やりたいことができる毎日が幸せ

廣田和子さん（66歳）

最初から効果があった

私はもともと体が弱く、冷え性でした。体力づくりのために水泳やジョギングをしていましたが、途中でひざを痛めて断念。それでも若いうちはなんとかやりすごしてきましたが、50代になると体調不良のピークに。不眠、食欲不振で、いつも朝はぼんやり。白内障も患い、ドライアイで目薬も欠かせませんでした。そんな状態でしたからいつも気分が悪く、イライラしていました。

きくち体操を始めたのは、約5年前。なんとか体をよくしようと思ったからです。最初は半信半疑でしたが、1回の体験で体がポカポカと温まり、気分がよくなりました。最初から効果があったので、いつから体が変わったのかという実感がないほどです。ただ、痛めていたひざは3カ月ほどでよくなったと思います。いまはまったく痛みません。白内障は手術で治しましたが、ドライアイは体操を始めてから1年ほどでよくなりました。

性格がプラス思考に変わった

夜はぐっすり眠れるようになりました。睡眠時間はそれほど多いわけではありませんが、睡眠の質が上がったからでしょうか、朝起きると頭がスッキリしています。ボーッとすることがなくなり、やりたいことができる毎日は本当に幸せです。きくち体操の腹筋をして腹筋をしっかりとつけたため、腸の動きもよくなり便秘も解消しました。体の一部だけでなく、調子の悪かった部分がすべて改善されたというのが正直なところです。

体の調子がよくなればイライラすることもなく、穏やかに過ごせるようになったことも大きな変化でした。私は小さいことをくよくよ悩みやすい性格だったのですが、プラス思考に変わりました。イヤなことがあっても、体操をしてぐっすり眠れば、起きると忘れています。昔は気にしていたことでも、体の調子がよくなるとしなやかに受け止めることができるのです。筋肉がしなやかになると、心までしなやかになるようです。周囲からも表情が明るくなったと言われます。

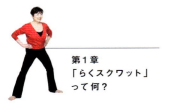

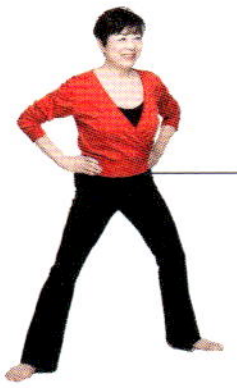

度重なる手術でひざが変形し、杖なしでは歩けなかったのが1年半で回復。杖も病院も不要に

平林千枝子さん（68歳）

人工関節をすすめられるほどのひざ

私は学生時代にスキーのトレーニング中に転倒。右ひざがはずれたまま一回転してしまい半月板を損傷し、そこから病院通いの人生が始まりました。けれど病院ですることはひざにたまった水を抜き、痛み止めと湿布の処方だけ。ただ、当時は若かったので、ひざに負担をかけないよう、水中ウォーキングや散歩をしながらなんとか過ごすことができました。それが30代のとき、ついにひざが悲鳴を上げてしまったのです。思いきって半月板損傷の手術を受けましたが、それがもとでひざの骨と筋肉が癒着《ゆちゃく》してしまい、再手術に。さらに50代半ばにイスに座っただけで前十字靱帯を切り、再建手術を受けています。そのころはなんとか歩けはしましたが、まるで油の上を歩いているような不安定さでした。これはすでにひざが変形しているためということで、医師からは人工関節を強くすすめられました。4軒の病院で同じことを言われたものの、

いままでのことを考えると到底納得できません。

病院通いの人生を変えてくれた

不安で悩んでいたところ、菊池先生の本に出合い、入会を決めました。平成25年8月のことです。当時は杖をつき、階段の手すりにしがみつきながら教室に通いました。ひざが脱臼しやすく、何度も「できません！」と先生に声をかけ、別の動作を教えてもらったことを思い出します。けれど、あきらめずにできることから続けていると「体全体がつながる」感覚がだんだんわかってきます。1年半ほどでひざの痛みがとれ、病院にもまったく行かなくなりました。痛み止めも杖も必要なく、普通に歩ける喜びを感じています。

ただ、年に2回くらいですが、自分を過信してきくち体操をサボるとひざが腫れ、痛むことがあります。そのときはひざに手を当て「ごめんね」と謝りながら動かすと、痛みや腫れがひいていくのです。いつも体に感謝し、自分で確認し、治す習慣が身についたのもきくち体操のおかげです。病院通いの人生を変えてくれたきくち体操に感謝の気持ちでいっぱいです。

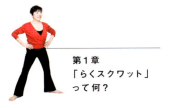

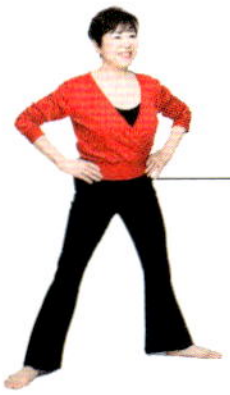

体験談

誰でもできるところからでOK 40年間、きくち体操だけで健康を保っています

吉坂紀子さん（77歳）

やらないと借金を背負ったようで落ち着かない

きくち体操を始めたのは30代後半のとき。以来、40年近く、他のスポーツはやらず、きくち体操だけで健康を保っています。

おかげさまで、いまもどこも悪いところはありません。ただ、半年前にアクシデントでひざを痛めたことがありました。その時は座れないほどの痛みでしたが、毎日、足首を回し、腹筋と続けるうち、4カ月くらいした頃、薄皮をはぐように痛みがとれ改善していきました。ただ、年齢的にもいつまたアクシデントに見舞われるかわかりません。継続は力です。やらないと借金を背負ったようで落ち着きません。教室では、体の不調な方がどんどん動かせるようになるのも見てきています。きくち体操には「ベテラン」「初心者」はありません。どなたでも、動かせるところから動かしていくことが大切なのだと思っています。

第2章

「らくスクワット」をやってみよう

実践編

さあ、ここからが「らくスクワット」実践です。
12種類のうち、あなたの体の状態に合わせて、
やりやすいものから始めてくださいね。

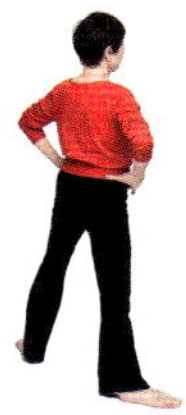

「らくスクワット」をする前にいまの状態をチェックしてみよう

始める前に、自分の体の状態を知ろう

「らくスクワット」は、自分の体と向き合いながら行うことで効果を最大限に発揮します。けれど、これまでの人生で、自分の体と向き合ったことがないという人も多いのではないでしょうか。「いったいどうしたらいいの?」と思うかもしれませんね。

まず、左ページのチェック表に印をつけ、現在の自分を知ることから始めてください。これで自分の体が、いまどのような状態なのかということを知ることができます。メモに残しておいてもいいかもしれません。いまは健康で歩くことに問題がないという人も、あらためてチェックすることで、いままで気づかなかった体の部分にも目を向けることができると思います。

また、いまの自分を把握しておくことで、「らくスクワット」を始めてから起こるよい変化にも気づきやすくなります。そのため、毎日続ける張り合いにもなるのです。

いくつ当てはまりますか？
自分に当てはまる項目にチェックを入れてください。

- □ 平坦な場所や低い段差でよくつまずく
- □ 散歩がつらい
- □ ももの内側がズルッとたるんでいる
- □ 足の指がくっついてしまっている
- □ 足の裏に弾力がなく、ふわふわしている
- □ 足首が硬くてあまり曲がらない
- □ 真上を向けない

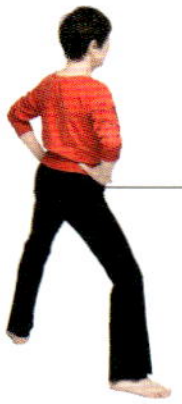

体のチェックは終わりましたか。

「らくスクワット」は68ページの「死ぬまで歩ける足腰を作るらくスクワット」を基準に、体の状態に合った方法を選ぶことができます。チェックの数で自分にぴったりのやり方がわかりますので、そこから始めてください。

つかまるところがある場所で始めましょう

「らくスクワット」はひざを曲げて静止している時に筋肉が育ちます。この時、自力でしっかりと静止できないと効果がありません。「死ぬまで歩ける足腰を作るらくスクワット」をやってみて、ふらつく人や途中でよろけてしまう人は無理せずに壁や台に手をついて行ってください。筋肉が育っていくと、自力でしっかりとできるようになります。自分の能力に合わせて、できるところから徐々にステップアップしていくことが、無理なく続けるコツです。

「らくスクワット」を毎日続けていくと骨密度が高まり、筋肉だけでなく骨も丈夫になります。毎日、体に意識を向けて動かしていれば、生涯その体を維持でき、自立した生活を送れるということです。「らくスクワット」を続けていくと、歩いている時の足取りも軽く、全身の調子がよくなり、毎日が明るくなるでしょう。

いま、すでに歩くことがおっくうになっている人、体に痛みがある人、立つことがつらい人でも大丈夫です。「らくスクワット」は座っていても、寝たままでもできます。大切なことは痛いからつらいからと安静にしすぎるよりも動かすこと。歩きにくくなると、どうしても気持ちが落ち込みやすくなりますが、そこであきらめたらおしまいです。自分にできる範囲でも体を動かし続けていけば、必ず気力がよみがえってきます。

また、筋肉痛や足がつるといったことに対してはそれほど過敏になることはありません。きくち体操の教室では筋肉痛になっても、力がついているという実感があるので、皆さんくり返し動かしていかれますよ。

ただし、自宅で行う場合は動きの途中でひざや腰、股関節に痛みや違和感があったら、動きを中止して様子を見てください。

63ページのチェックが

2個以下なら…68ページから「らくスクワット」を始めよう！

3個以上なら…108ページからスタート！

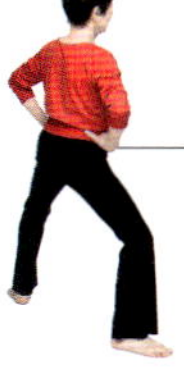

実践編

ページのみかた

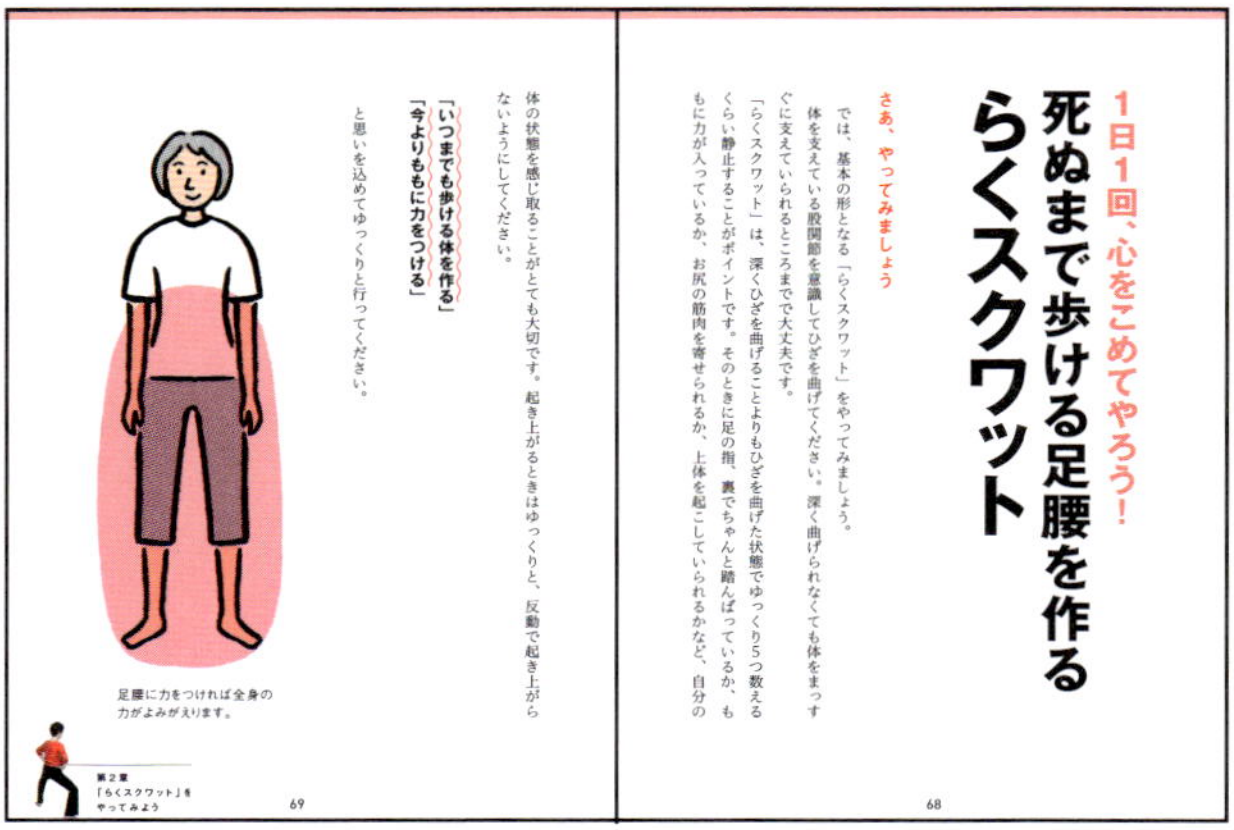

1日1回、心をこめてやろう！

死ぬまで歩ける足腰を作る らくスクワット

さあ、やってみましょう

では、基本の形となる「らくスクワット」をやってみましょう。

体を支えている股関節を意識してひざを曲げてください。深く曲げられなくても体をまっすぐに支えていられるところまでで大丈夫です。

「らくスクワット」は、深くひざを曲げることよりもひざを曲げた状態でゆっくり5つ数えるくらい静止することがポイントです。そのときに足の指、裏でちゃんと踏んばっているか、ももに力が入っているか、お尻の筋肉を寄せられるか、上体を起こしていられるかなど、自分の体の状態を感じ取ることがとても大切です。起き上がるときはゆっくりと、反動で起き上がらないようにしてください。

「いつまでも歩ける体を作る」

「今よりももに力をつける」

と思いを込めてゆっくりと行ってください。

足腰に力をつければ全身の力がよみがえります。

第2章
「らくスクワット」をやってみよう

68

69

「らくスクワット」は、体の仕組みを知って、動かす場所を感じながら行うことで効果が最大限になります。そのためのポイントをページの中で紹介しています。

解説を読む

「らくスクワット」についての解説です。最初に体の仕組みを理解してからやってみたいという方は、こちらを読んでから写真ページで動き方を確認してください。やってみてから読み返せば、自分の体がさらによくわかるようになります。

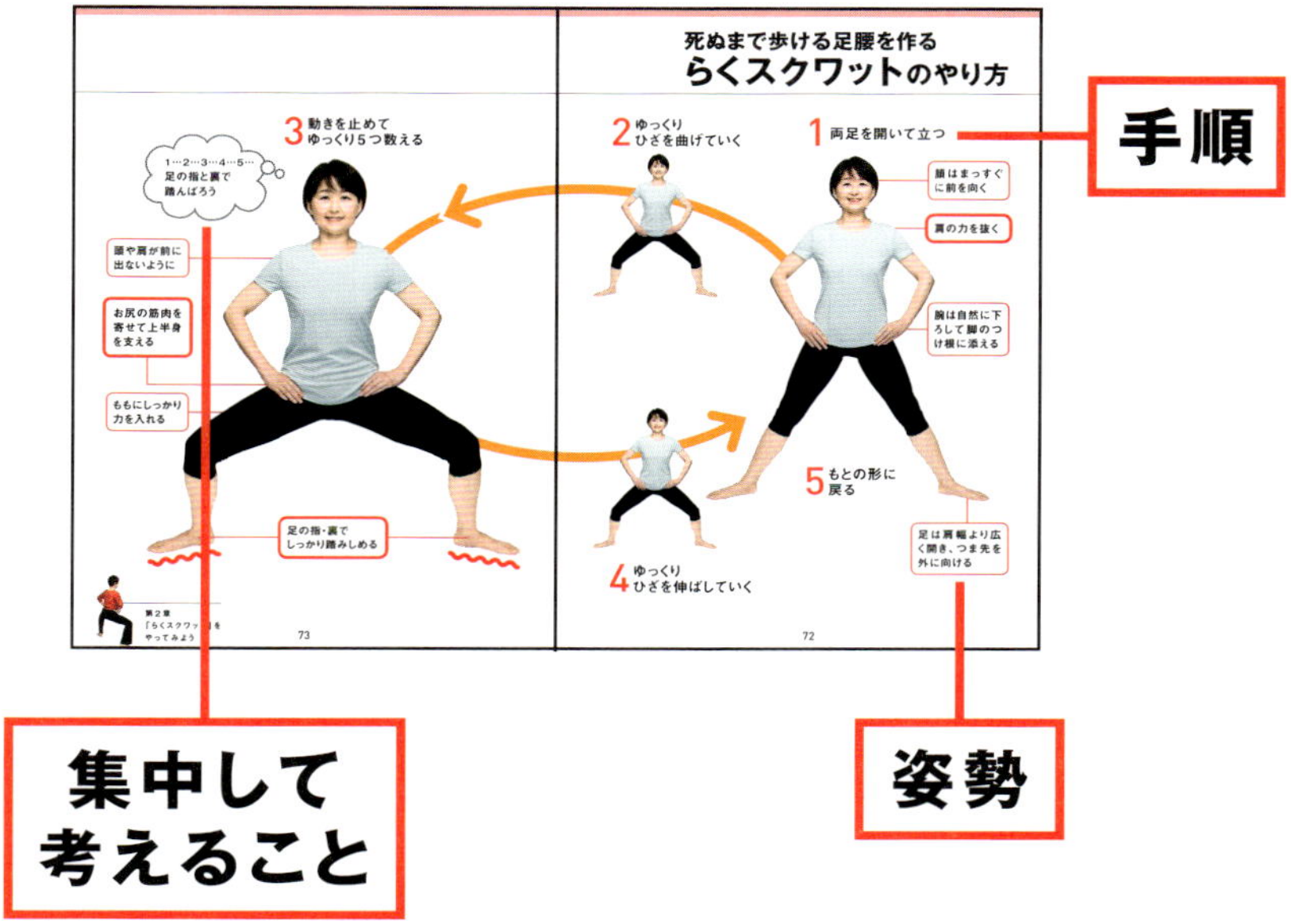
死ぬまで歩ける足腰を作る
らくスクワットのやり方
1 両足を開いて立つ
顔はまっすぐに前を向く
肩の力を抜く
腕は自然に下ろして脚のつけ根に添える
足は肩幅より広く開き、つま先を外に向ける
2 ゆっくりひざを曲げていく
3 動きを止めてゆっくり5つ数える
1…2…3…4…5…
足の指と裏で踏んばろう
頭や肩が前に出ないように
お尻の筋肉を寄せて上半身を支える
ももにしっかり力を入れる
足の指・裏でしっかり踏みしめる
4 ゆっくりひざを伸ばしていく
5 もとの形に戻る
73
72
手順
集中して考えること
姿勢

図解で見る

手順の図解です。姿勢や意識的に行うポイントなどが書かれています。

手順

どのように体を動かすか説明しています。数字の順に追って読んでください。

姿勢

正しい姿勢で行うために注意することを書いています。

集中して考えること

この体勢のときに、体のどこに意識を向けて、何を考えるかを書いています。

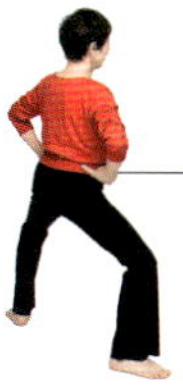

1日1回、心をこめてやろう！

死ぬまで歩ける足腰を作るらくスクワット

さあ、やってみましょう

では、基本の形となる「らくスクワット」をやってみましょう。

体を支えている股関節を意識してひざを曲げてください。深く曲げられなくても体をまっすぐに支えていられるところまでで大丈夫です。

「らくスクワット」は、深くひざを曲げることよりもひざを曲げた状態でゆっくり5つ数えるくらい静止することがポイントです。そのときに足の指、裏でちゃんと踏んばっているか、ももに力が入っているか、お尻の筋肉を寄せられるか、上体を起こしていられるかなど、自分の体の状態を感じ取ることがとても大切です。ひざを伸ばしていくときはゆっくりと、反動で起き上がらないようにしてください。

「いつまでも歩ける体を作る」
「いまよりももに力をつける」

と思いを込めてゆっくりと行ってください。

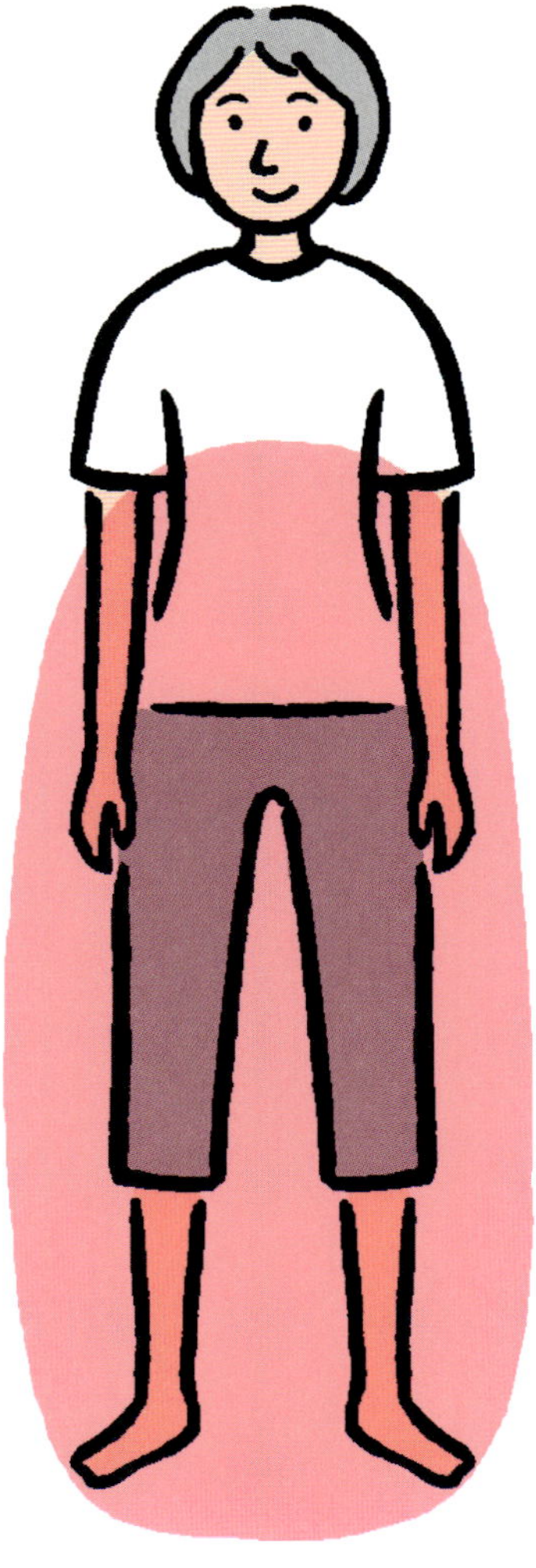

足腰に力をつければ全身の力がよみがえります。

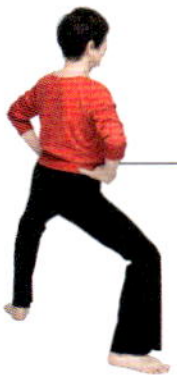

行うときに気をつけること

重い頭と上半身の骨格を支えているのは、左右2カ所の股関節まわりの筋肉。体を止めてその体勢を保つことで股関節まわりの筋肉とお尻の筋肉、ももの筋肉に力がつきます。筋肉が育つと、まっすぐに姿勢を保つことができます。股関節まわりの筋肉が強くなれば股関節をしっかり動かせるようになるので、大またでしっかり歩くことができるようになります。

ひざを曲げる際には頭が前に傾かないように気をつけてください。頭は7kg程度の重さがあります。体が前かがみにならないよう、前側から腹筋で背骨を支え、顔がま正面を見るように意識すると、うまくできるはずです。

体を動かすときに、どのように呼吸をしたらいいかとよく聞かれます。「らくスクワット」中の呼吸は自然にしていてください。

慣れたら応用編にチャレンジ！

基本の「らくスクワット」が問題なくできるようなら、腕を使った応用編にも挑戦してみてください。ここでは、足腰に力をつけることに加えて、二の腕をすっきりとさせる動き、背筋と腹筋にさらに力をつける動き、背中についたぜい肉（あぶら身）をひきしめる動き、「らく

「呼吸」に気をつけよう！

「呼吸」をもし止めてしまうと…

- ➡ 血圧が上昇して、体に負担がかかる
- ➡ 途中で疲れてしまい、姿勢をキープできない
- ➡ 脳に酸素がまわらなくなり、めまいを起こす

少しでも長くやろうとがんばると、つい呼吸を止めがち。最初は無理のないところから始めよう！

スクワット」の負荷をさらに強める動きを紹介しています。いずれも全身の筋肉に力をつけることができます。

足首が硬いと、ひざが曲がりにくくなります。体全体が動かしにくくなり、「らくスクワット」がうまくできません。体をまっすぐに保てない、静止できないという場合は、80～81ページで紹介しているように、十分に足首を動かし、柔らかくして足の指、裏をしっかり刺激してからもう一度、「らくスクワット」を行ってください。それだけでびっくりするほどうまくできますよ。

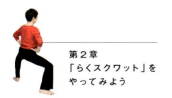

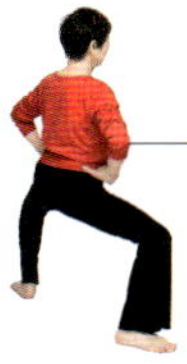

死ぬまで歩ける足腰を作る
らくスクワットのやり方

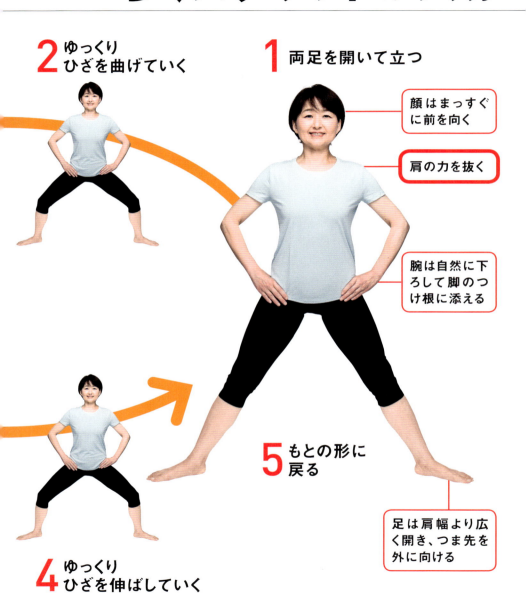

1 両足を開いて立つ

2 ゆっくり
ひざを曲げていく

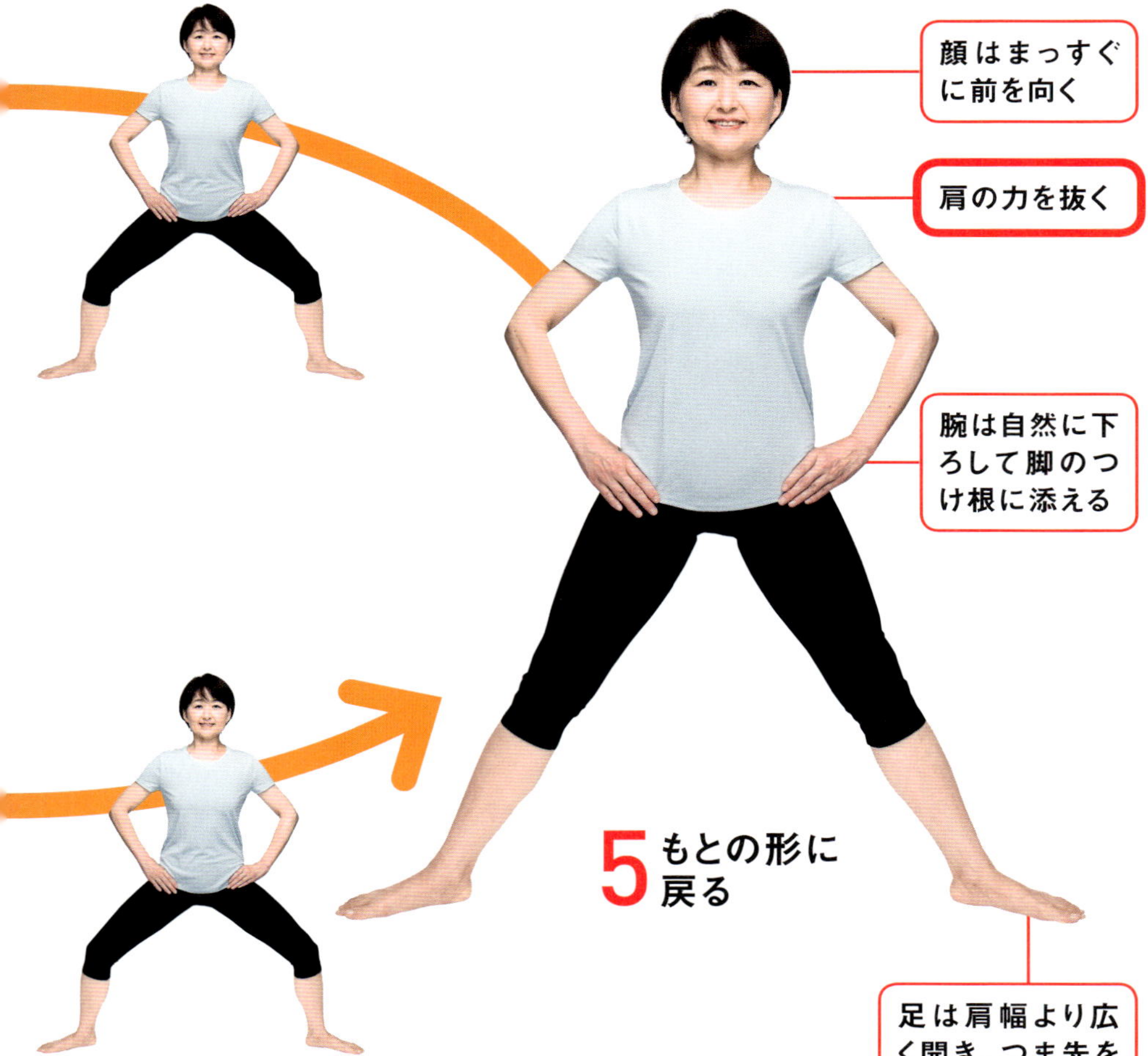

顔はまっすぐに前を向く
肩の力を抜く
腕は自然に下ろして脚のつけ根に添える
足は肩幅より広く開き、つま先を外に向ける

5 もとの形に
戻る

4 ゆっくり
ひざを伸ばしていく

3 動きを止めて ゆっくり5つ数える

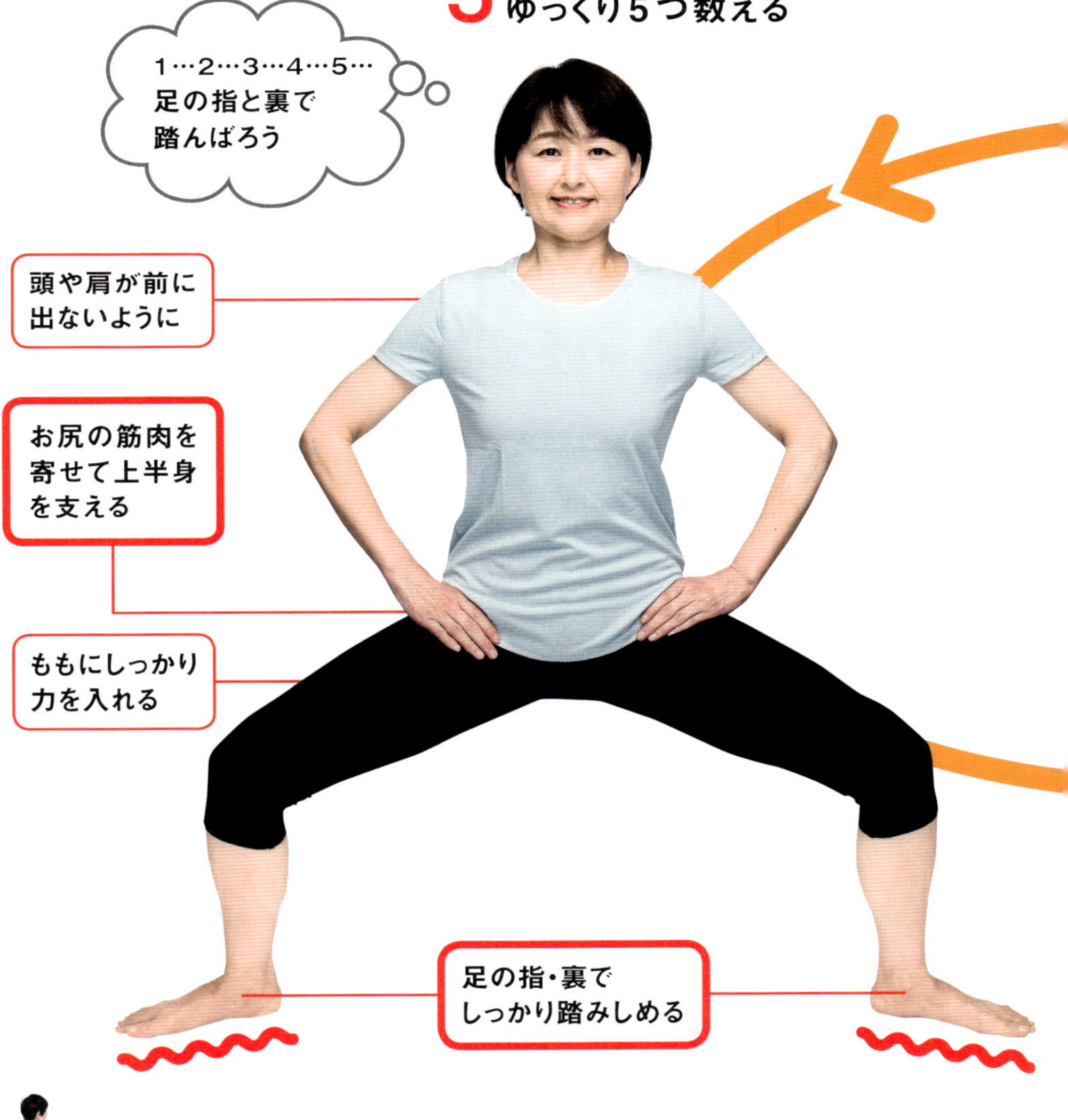
1…2…3…4…5…
足の指と裏で
踏んばろう
頭や肩が前に
出ないように
お尻の筋肉を
寄せて上半身
を支える
ももにしっかり
力を入れる
足の指・裏で
しっかり踏みしめる

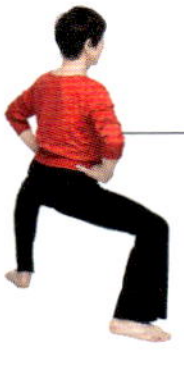

横から見たら
こんな感じ

死ぬまで歩ける足腰を作る
らくスクワットのやり方

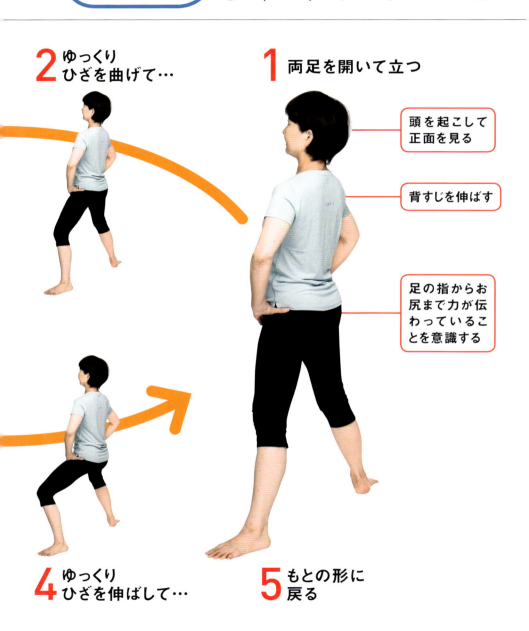

1 両足を開いて立つ

2 ゆっくり
ひざを曲げて…

4 ゆっくり
ひざを伸ばして…

5 もとの形に
戻る

3 動きを止めて ゆっくり5つ数える

1…2…3…4…5…
昨日よりらくに
できているかも!?

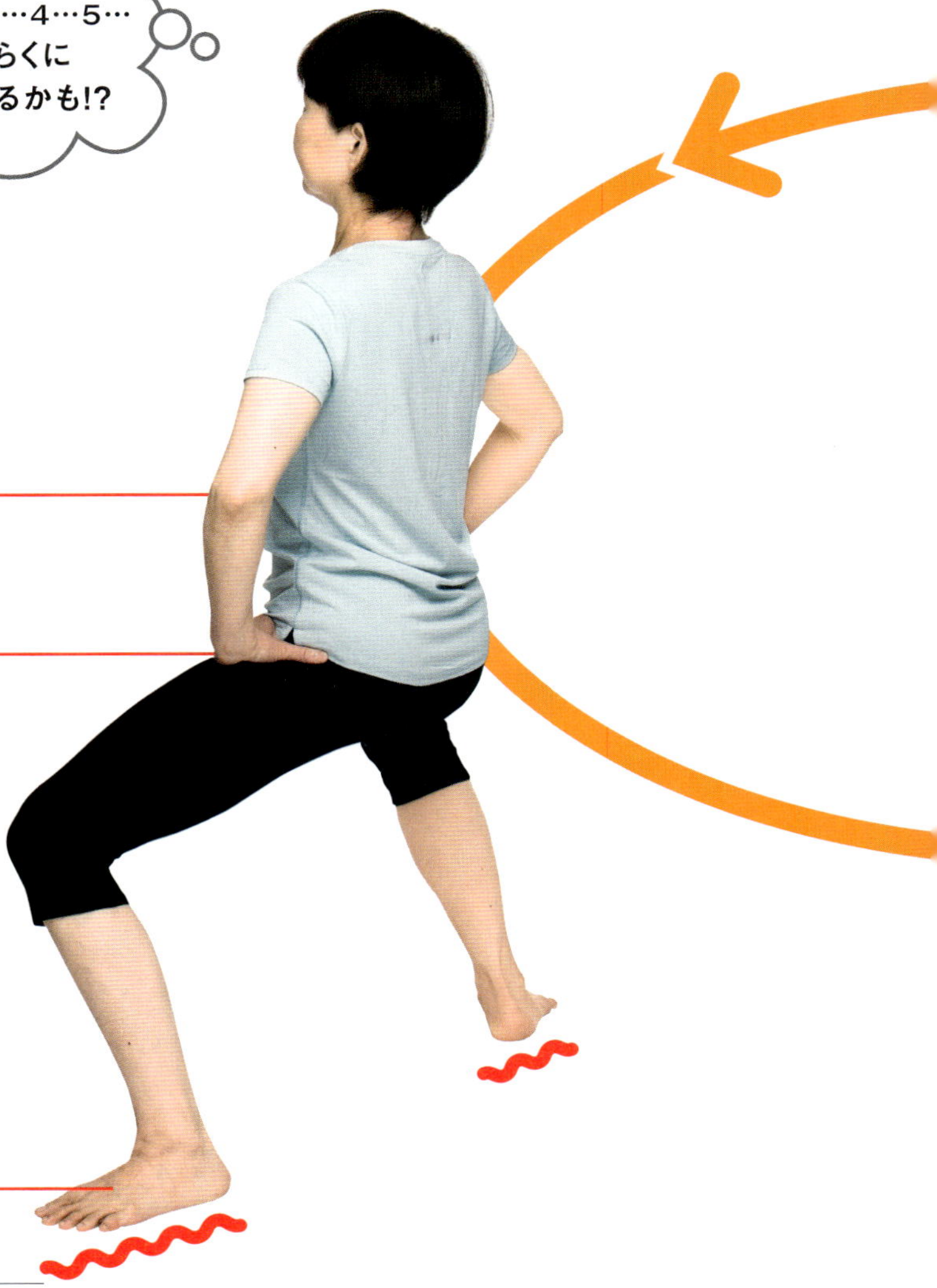

お腹を引く

へっぴり腰にならないよう、まっすぐに姿勢を保つ

足の指・裏でしっかり踏みしめる

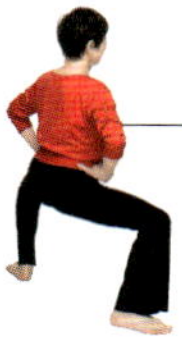

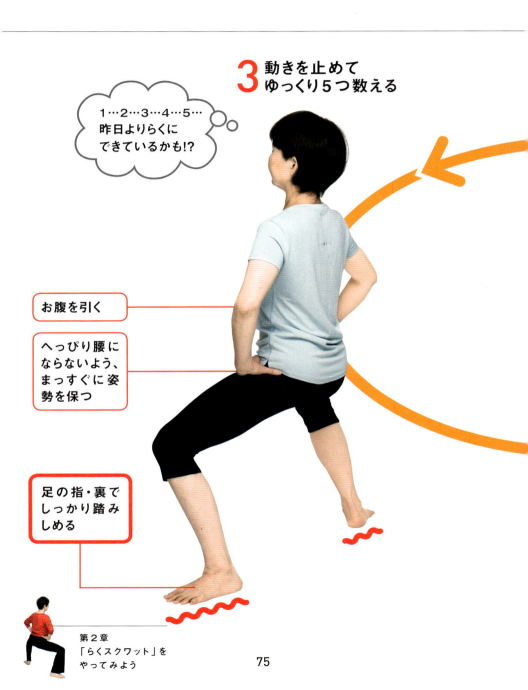

より足腰に
力がつく

死ぬまで歩ける足腰を作る
らくスクワットのやり方

1 両肩に手を軽くのせる

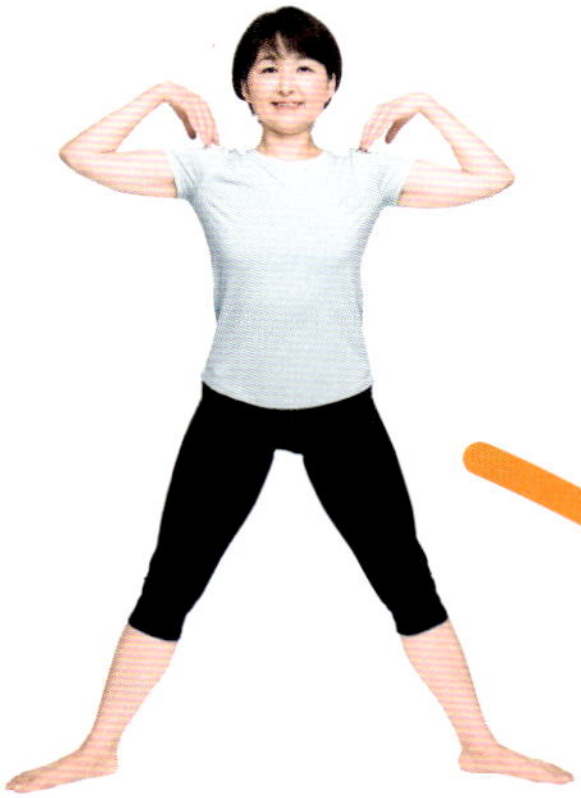

死ぬまで歩ける足腰を作る
＋
二の腕すっきり

2 ゆっくりひざを曲げ、動きを止めて5つ数える

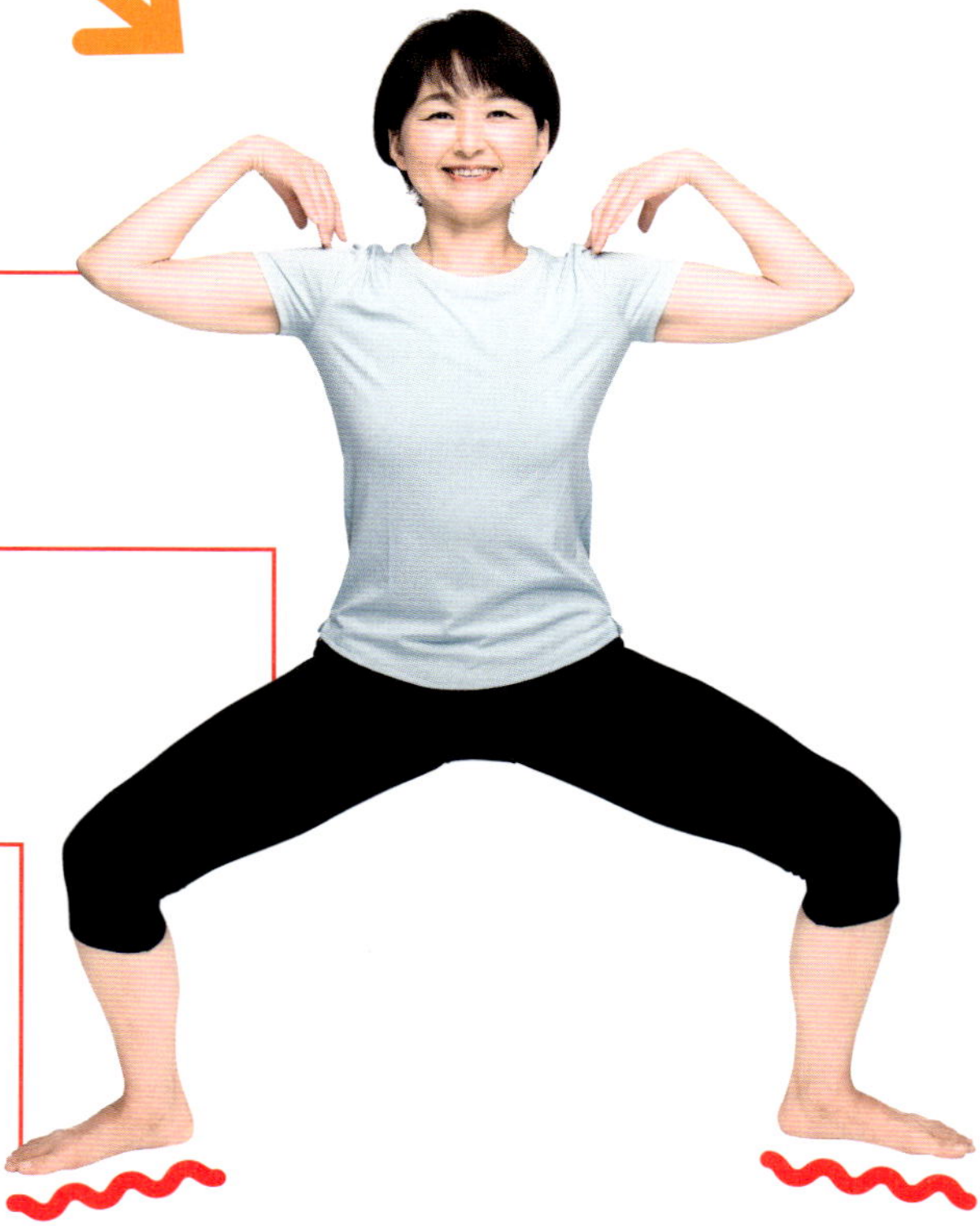

ひじが下がらないように

下半身に力が加わることを感じとる

足の指・裏でしっかり踏みしめる

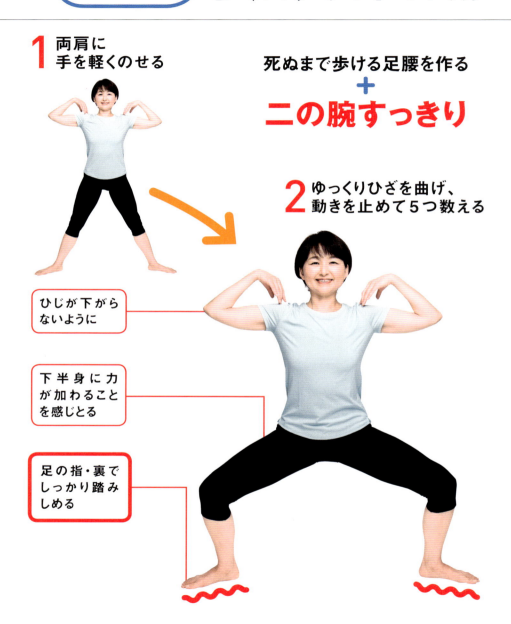

死ぬまで歩ける足腰を作る

＋

背中・お腹にも力をつける

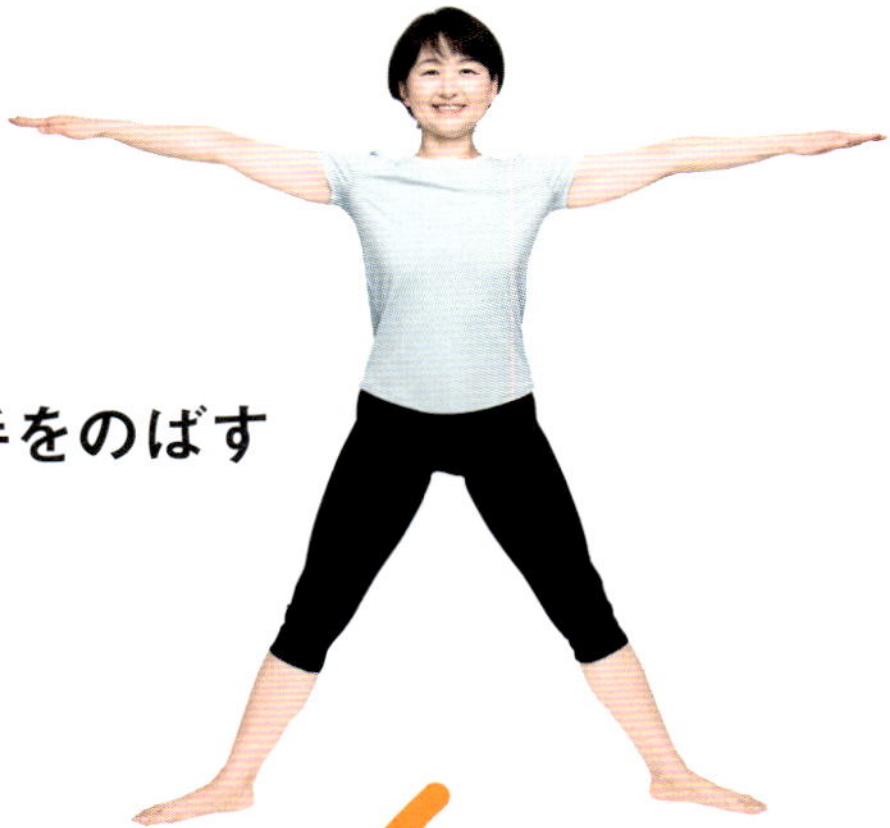

1 両手をのばす

2 ゆっくりひざを曲げ、動きを止めて5つ数える

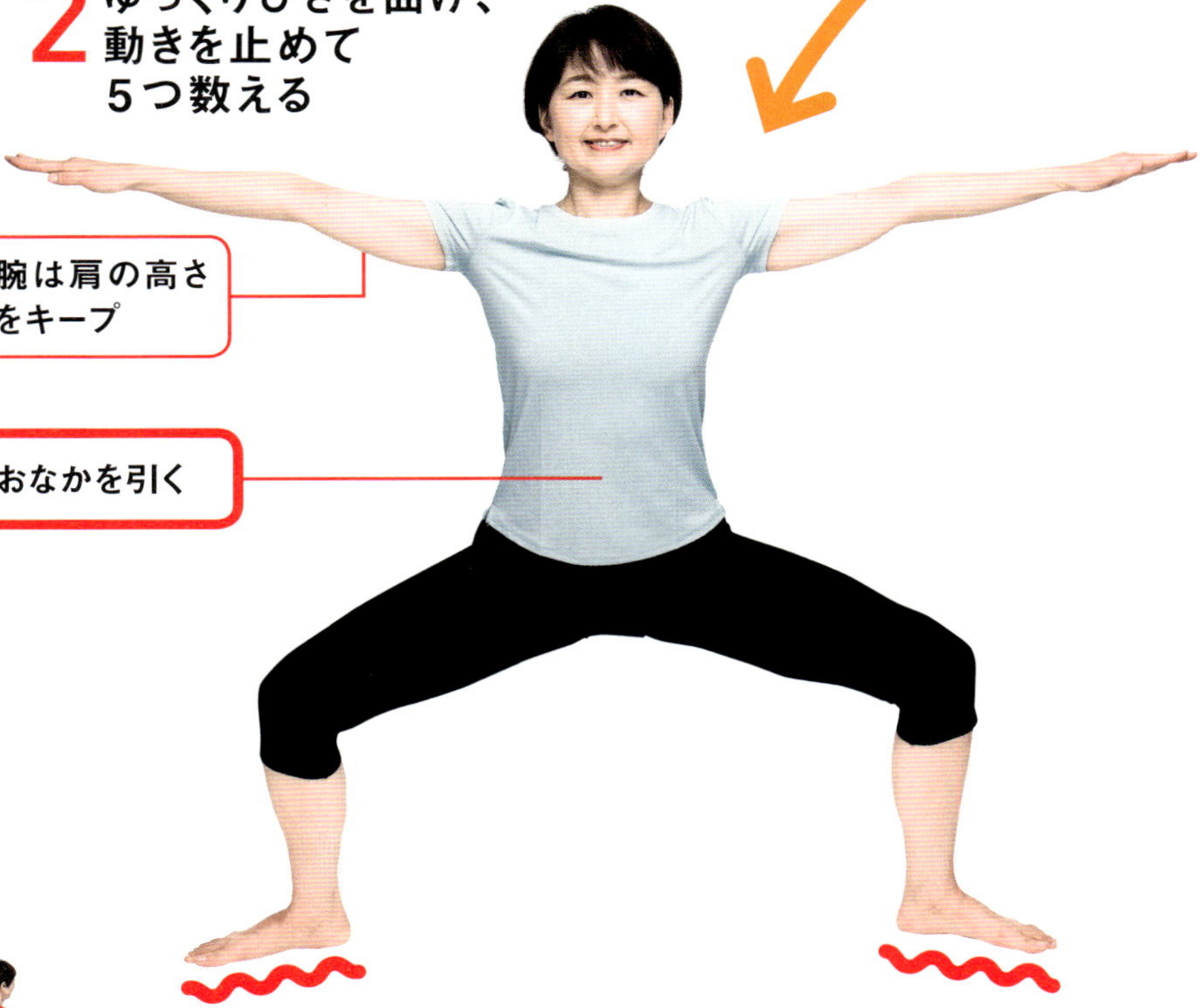

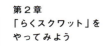

より足腰に力がつく 死ぬまで歩ける足腰を作る らくスクワットのやり方

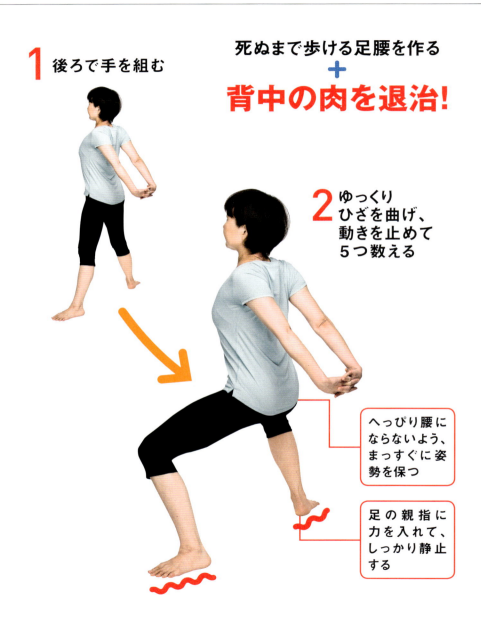

1 後ろで手を組む

死ぬまで歩ける足腰を作る
＋
背中の肉を退治!

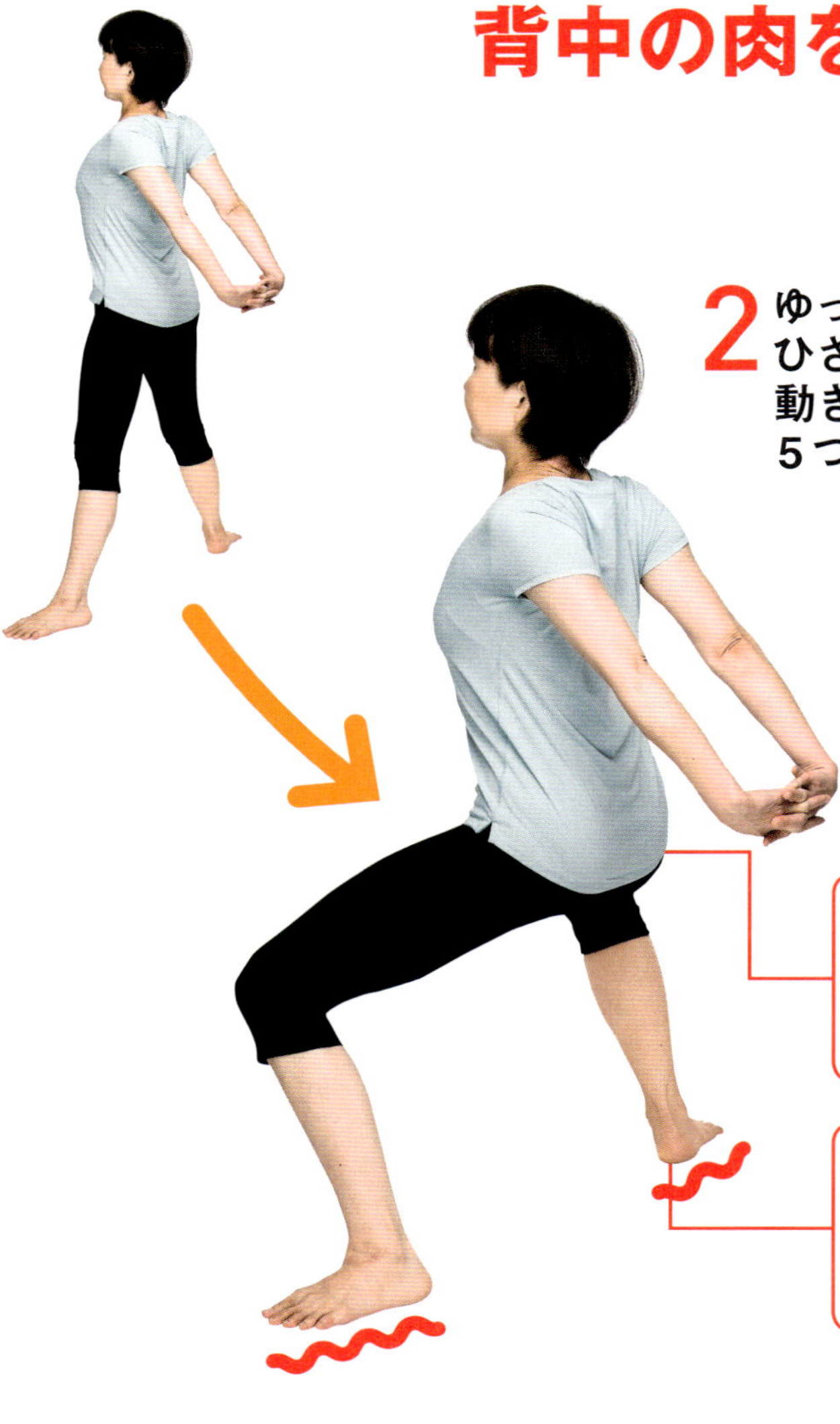

2 ゆっくりひざを曲げ、動きを止めて5つ数える

へっぴり腰にならないよう、まっすぐに姿勢を保つ

足の親指に力を入れて、しっかり静止する

死ぬまで歩ける足腰を作る
＋
「らくスクワット」効果が倍増!

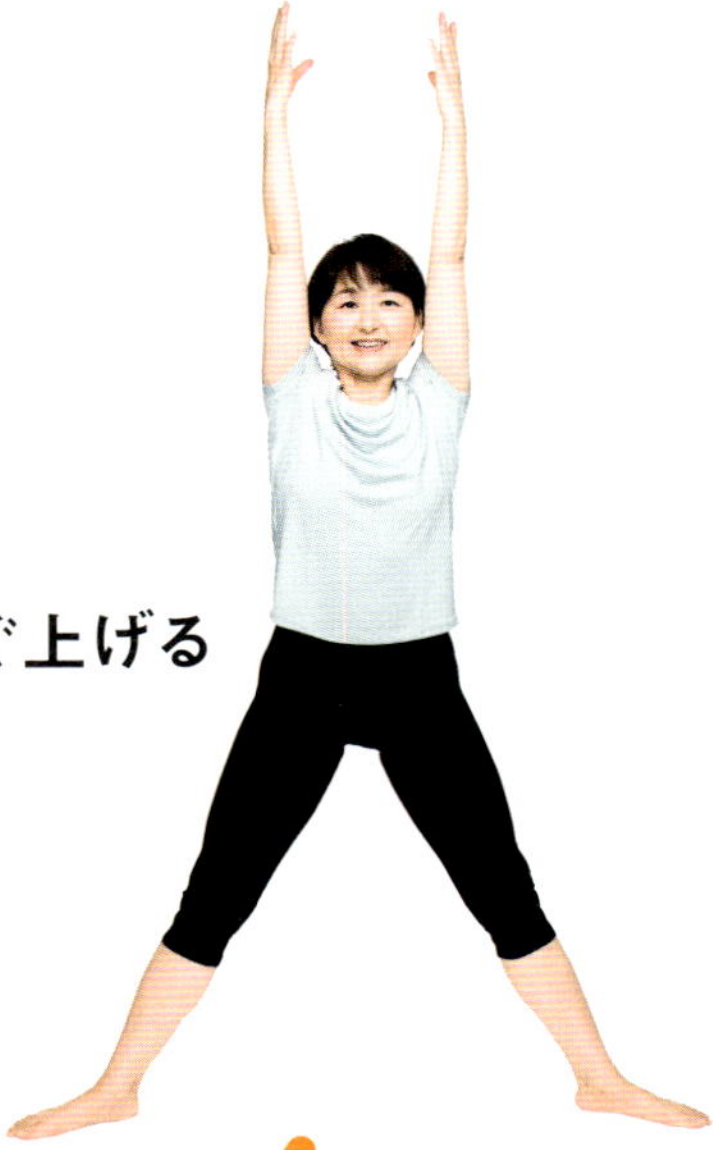

1 両手を
まっすぐ上げる

2 ゆっくり
ひざを曲げ、
動きを止めて
5つ数える

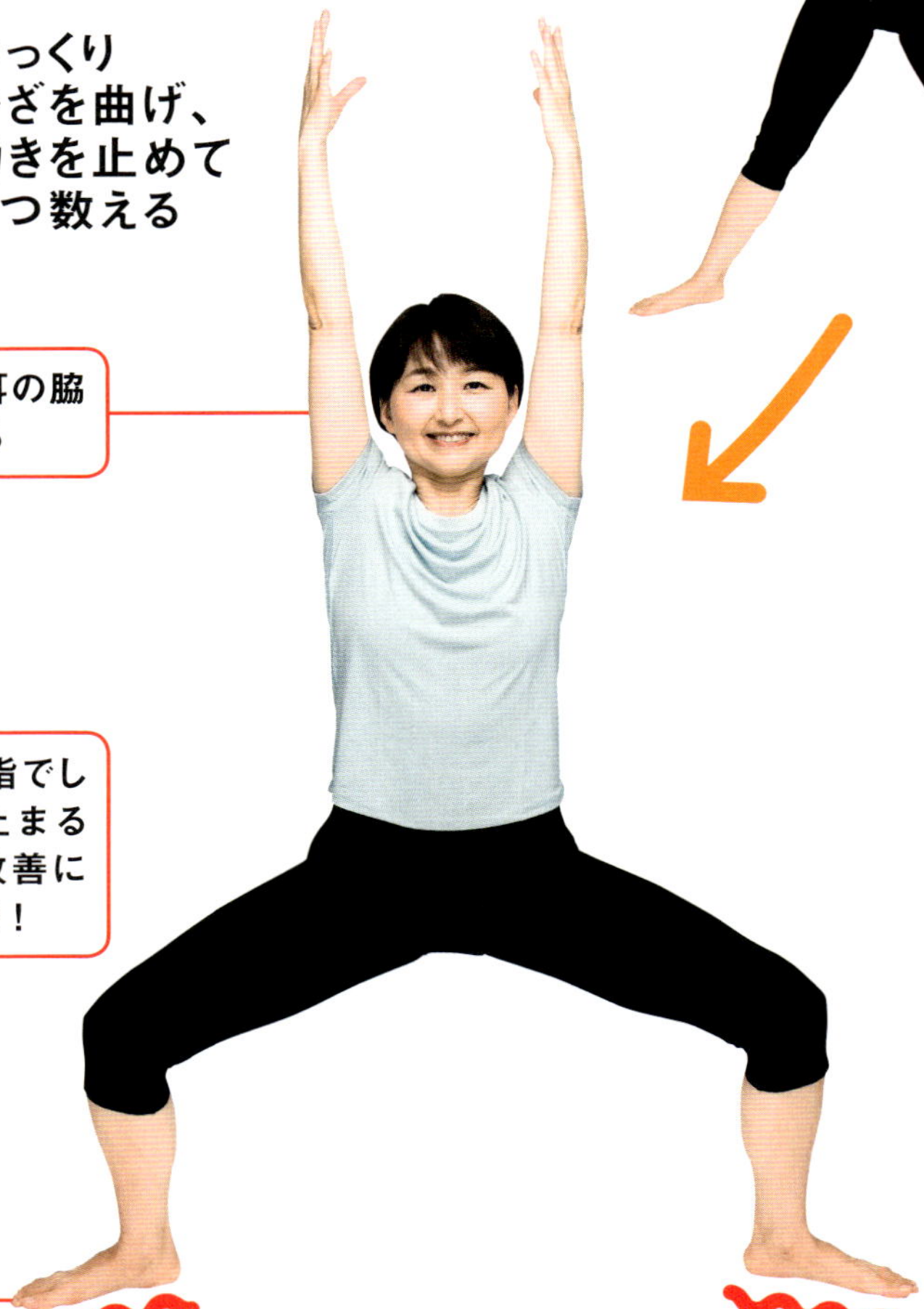

両腕は耳の脇
に寄せる

足の親指でし
っかり止まる
とO脚改善に
効果あり!

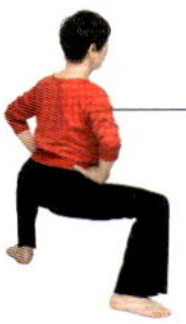

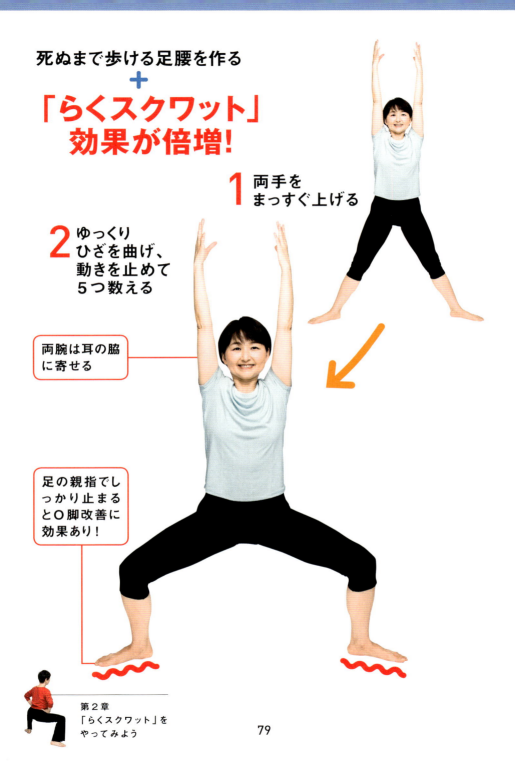

「らくスクワット」がうまくできないときは?

脚力がないからできないと思っていませんか?
もしかしたら足首が固い(＝弱っている)からかもしれません。
この2つの動きで足首に力をつけて、「らくスクワット」に再チャレンジ!

イスに浅く腰かけて足首を折り曲げたり伸ばしたりする

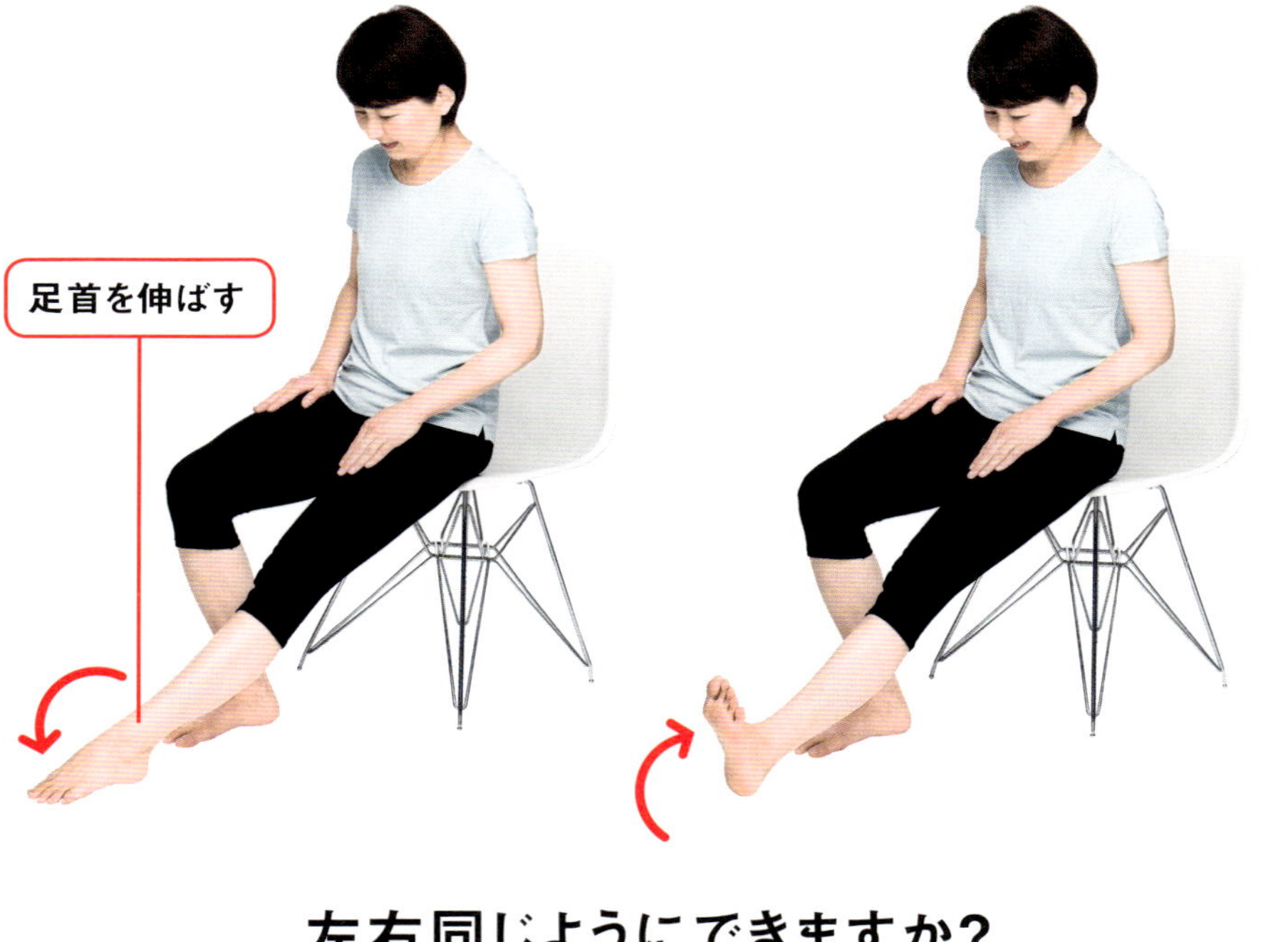

**左右同じようにできますか?
できないほうを多めにやりましょう**

かかとをつけたまま
つま先をあちこちに向ける

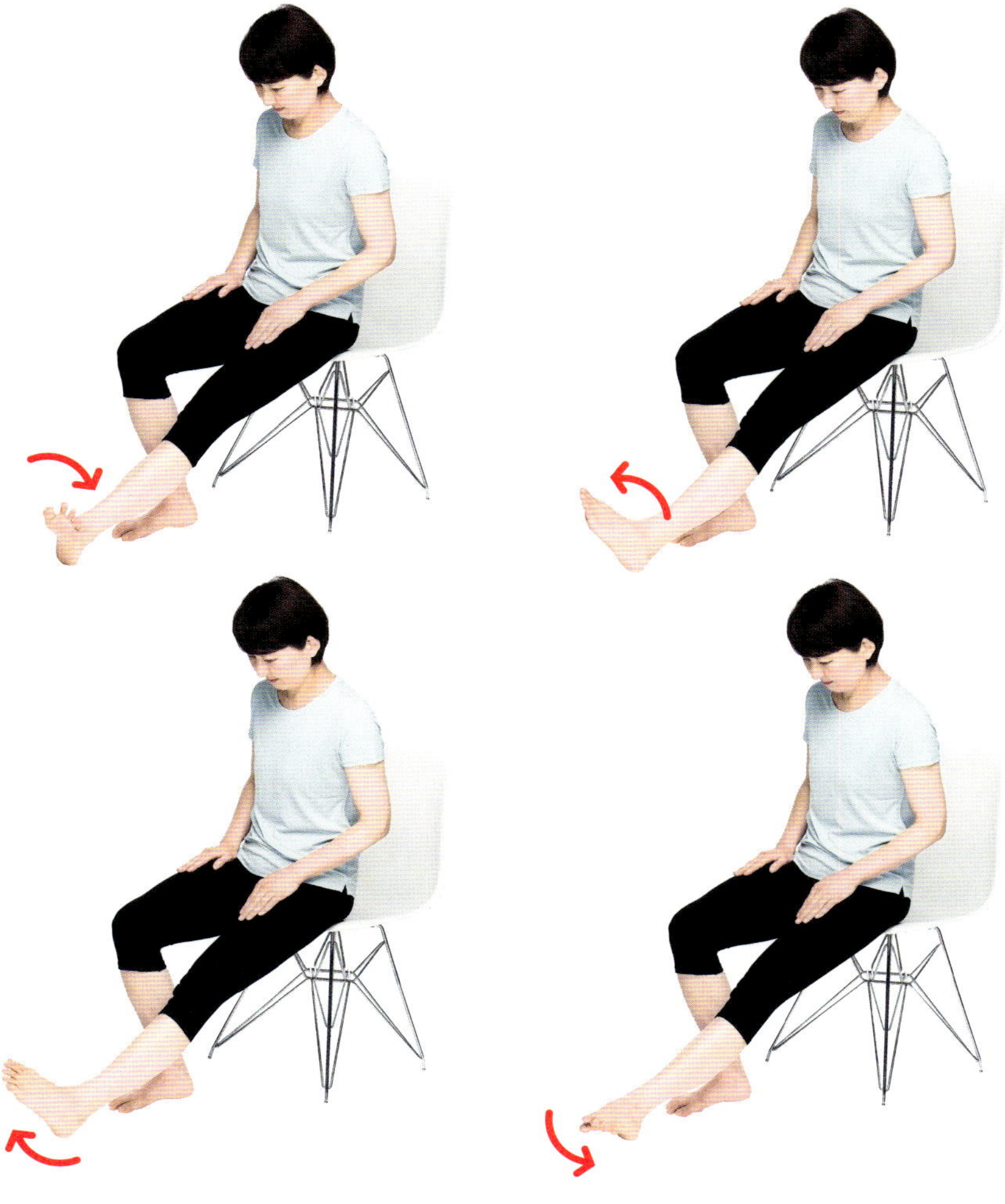

ほら、足首が曲げやすくなったでしょ?

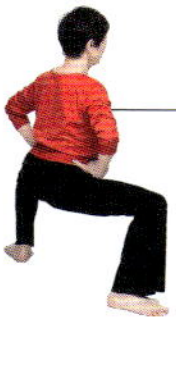

支えがないとできないときは、これがおすすめ

壁に手をつくらくスクワット

支えがあるからしっかりひざを曲げられる

「死ぬまで歩ける足腰を作るらくスクワット」では体がふらつき、姿勢を保てないという人は壁に手をついて行ってください。支えがあるので姿勢をまっすぐに保つことができます。

方法は「死ぬまで歩ける足腰を作るらくスクワット」と同じです。ただし、手に寄りかかってしまうと、体が前に傾いてしまいます。手はあくまでも壁に添える程度と考えてください。

頭が下がっていると、頭の重さを支える力が弱っていきます。頭を持ち上げて下を見ないで、ひざを曲げていってください。下を向いてしまいそうなときは、両手でぐっと壁を押して体を起こしてできるだけ上体が起きるように保ちましょう。

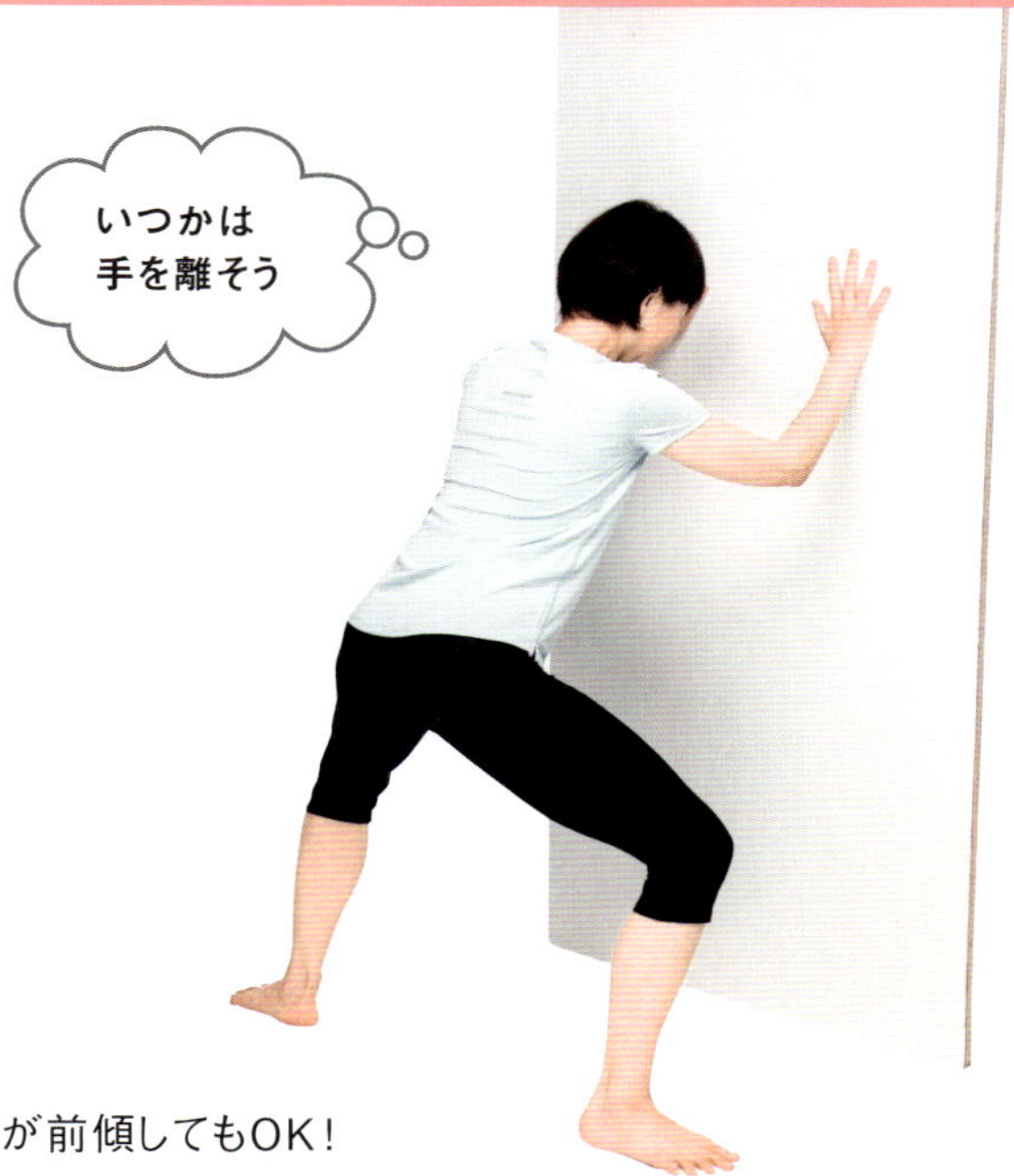

最初は体が前傾してもOK!

頭をしっかり起こしてらくスクワットを行うことで、背骨を支える筋肉、股関節まわりの筋肉をしっかりと育てることができます。

ゆっくりとひざを曲げ静止して、ゆっくりと5秒数えてください。起き上がる時もできるだけ手の力を使わないようにしましょう。

使っている筋肉を感じとりながら、じっくり行うのがポイントです。

筋肉や骨もその動かし方で力がつきます。筋肉が骨をしっかりと支えてくれるため、まっすぐな姿勢を保っていられるようになるのです。背中の痛みや腰痛が予防でき、いつまでもしっかり歩ける体が作れます。続けていくうちに足腰が丈夫になり、支えなしのらくスクワットができるようになります。

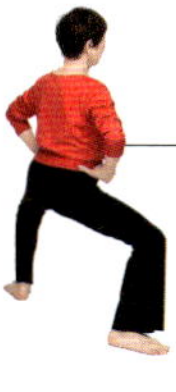

壁に手をつく
らくスクワットのやり方

2 ゆっくり
ひざを曲げて…

1 壁に
手を添えて立つ

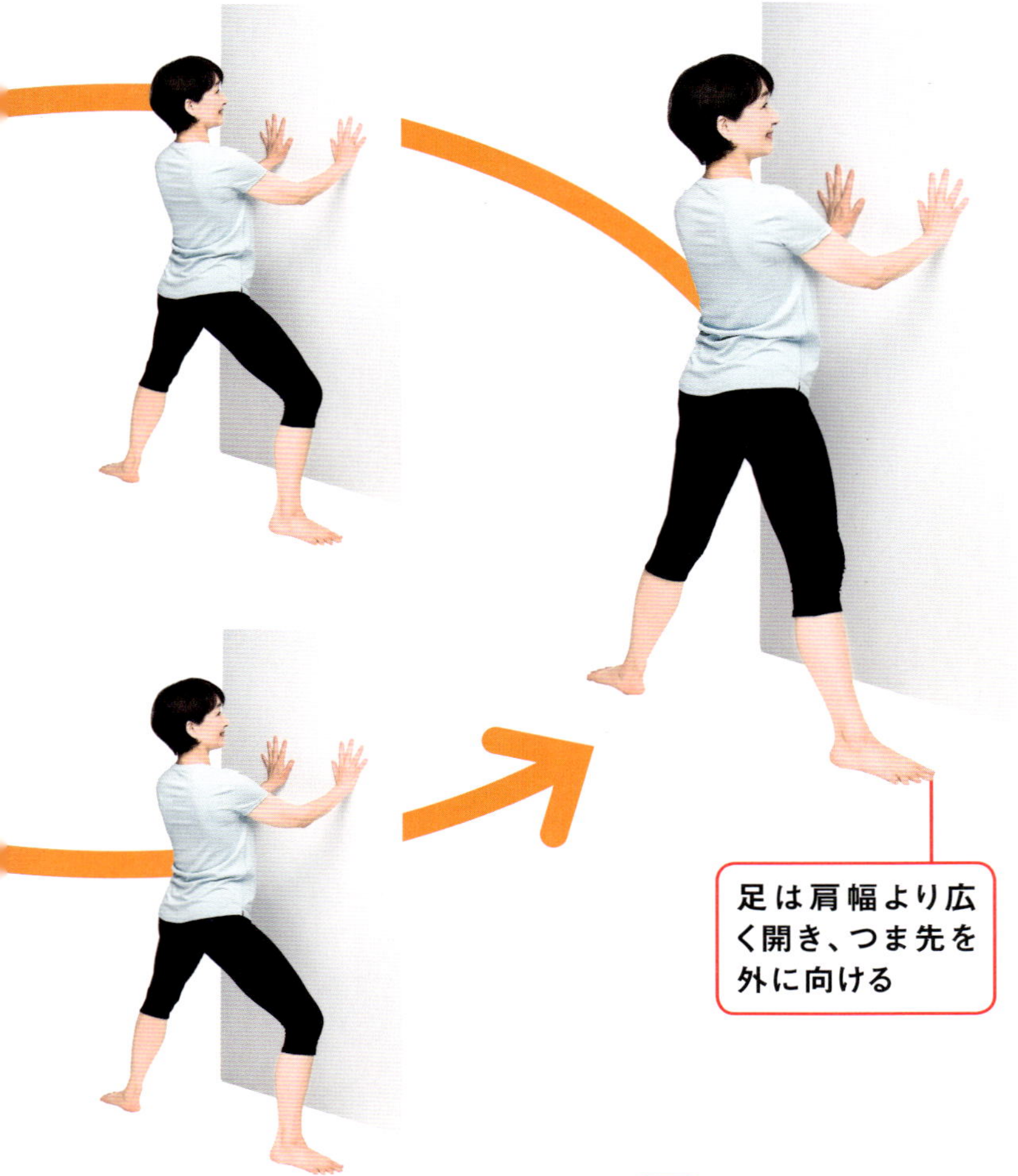

足は肩幅より広く開き、つま先を外に向ける

4 ゆっくり
ひざを伸ばして…

5 もとの形に
戻る

3 動きを止めてゆっくり5つ数える

1…2…3…4…5…
壁にもたれすぎないように…

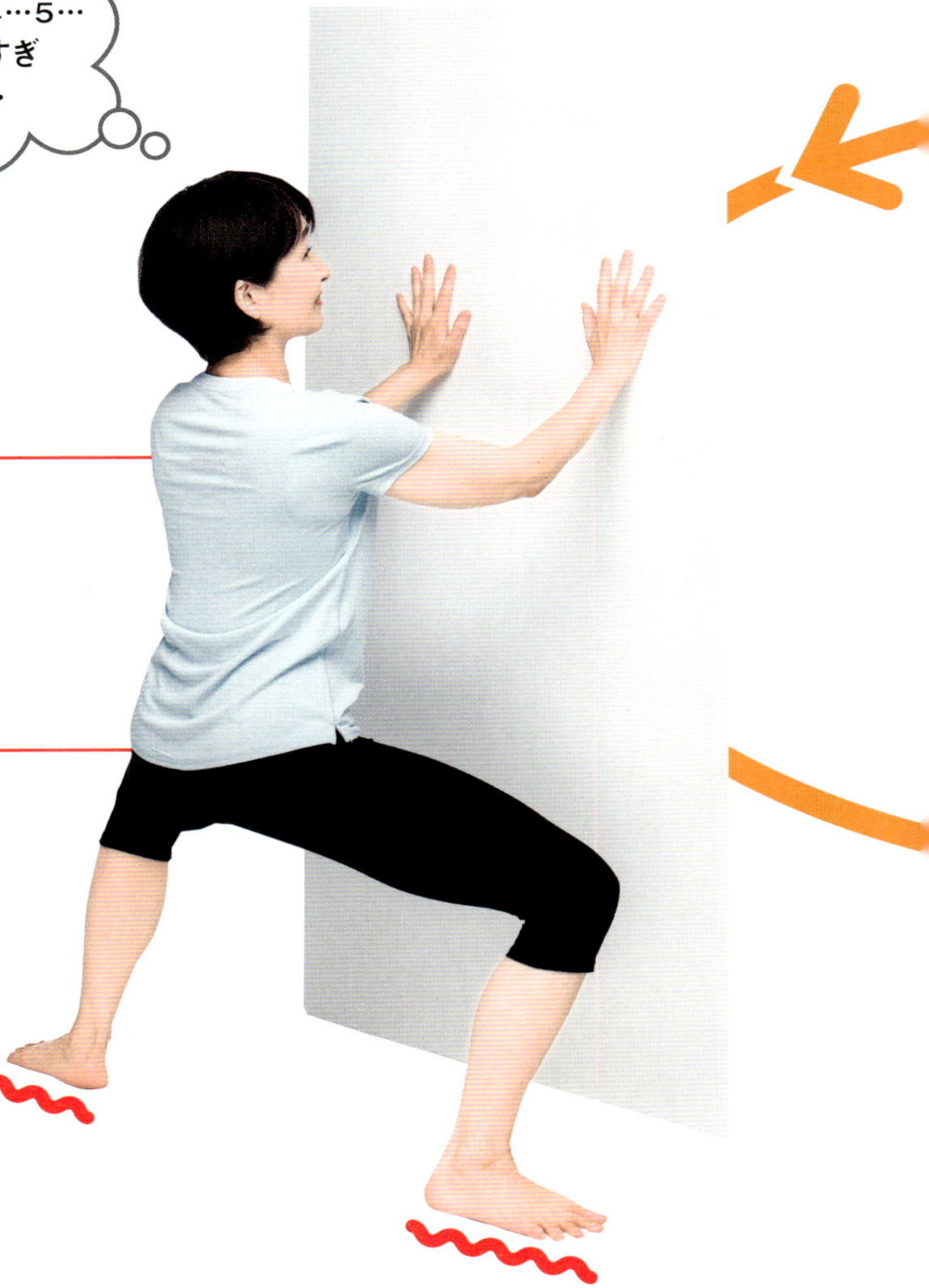

体が傾いたら壁を支えにして、できるだけ上体を起こして

お尻の筋肉を寄せて背骨を支えるイメージで、真横にひざを開いて曲げる

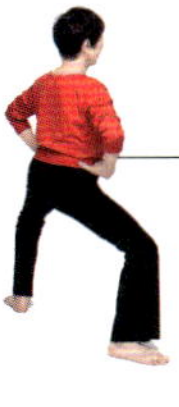

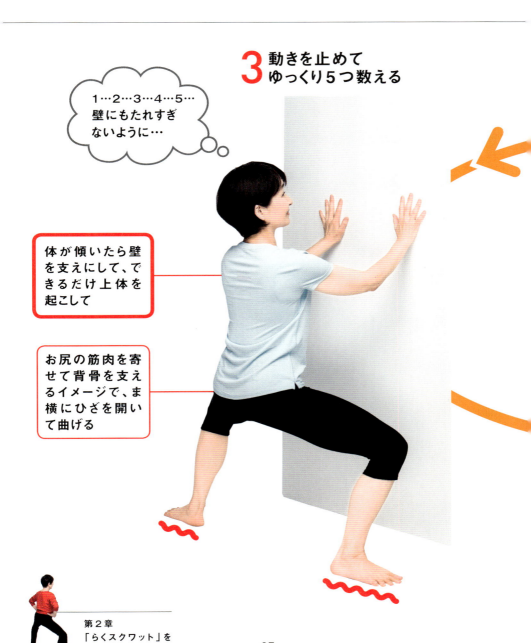

O脚を改善し、らくに歩ける脚を作る

壁に手をつくらくスクワット　親指・小指

筋肉を育てながらシェイプアップ効果も

おしり、太もも、ふくらはぎには体を支えるための強い筋肉があらゆる方向に走っています。それらの筋肉は足の裏、足の指につながっています。**下半身の筋肉は足の指とつながっているのです。**その足の指は脳にしっかりつながっています。ですから、足の指に意識を向けて「らくスクワット」をすると、下半身の筋肉をよりしっかりと育てることができ、脳と足がつながって歩ける体を作ることができるのです。

壁に手をつくらくスクワットでひざを曲げ、静止するときに親指、または小指に力を入れてください。親指に力を入れると、脚の内側が引き締まり、ふくらはぎがしまって、形がよくな

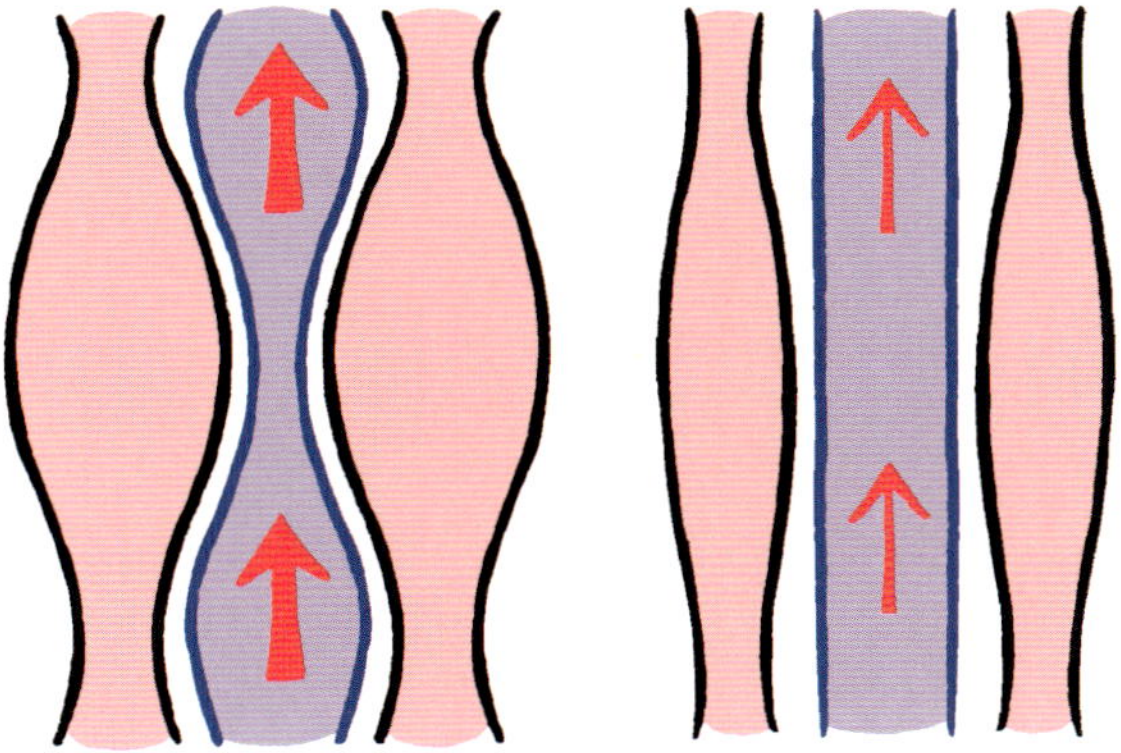

右は筋肉のない脚、左はある脚です。筋肉があれば、ポンプ効果で血流もよくなります。

ります。また、太もも、ひざ関節まわりの筋肉が弱いとひざがだらしなく開いて閉じられなくなります。親指に力を入れると脚の内側の筋肉が強くなるため、ひざがぴったり閉じるようになります。外側に垂れて広がっていたお尻が引き上がり、ヒップアップ効果があるので見た目がよくなる上、尿もれの予防にも効果大です。

小指に力を入れると脚の外側の筋肉に力がつきます。まったく小指を使わないと足の裏の筋肉のバランスが崩れ、脚のバランスも崩れます。

うまくできなくても「親指・小指に力が入っている！」としっかり感じ取るだけでも大丈夫。指に力を入れた時、足の筋肉が刺激される様子を感じ取れるよう意識を集中してください。徐々に指と脳がつながり、自在に力を入れられるようになります。

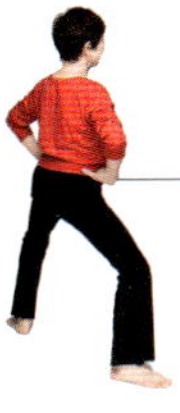

親指 壁に手をつく らくスクワットのやり方

1 壁に
手を添えて立つ

2 ゆっくり
ひざを曲げて…

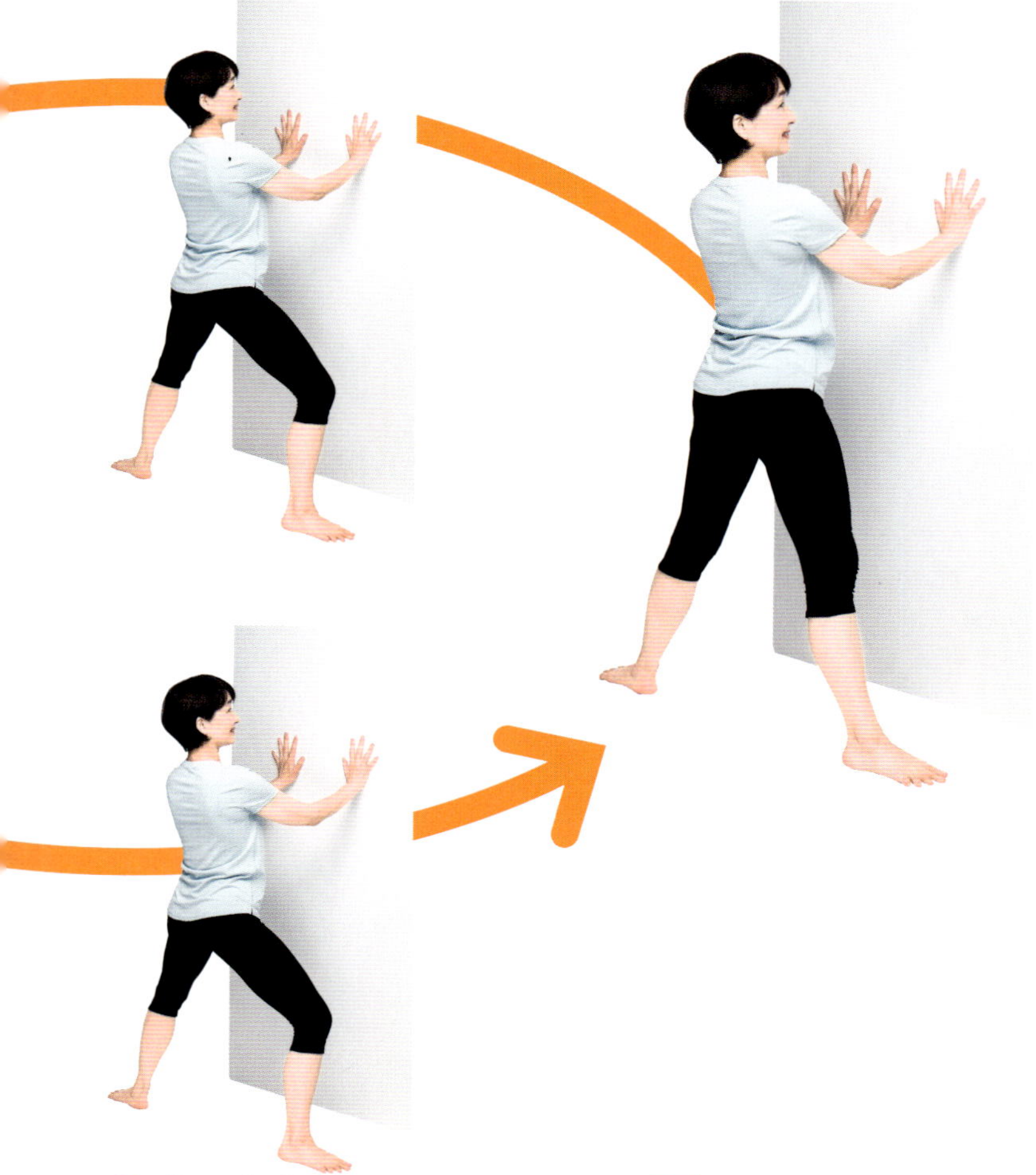

4 ゆっくり
ひざを伸ばして…

5 もとの形に
戻る

3 動きを止めて親指に力を入れていく

親指に力を入れたら、脚のどこに力が入る?

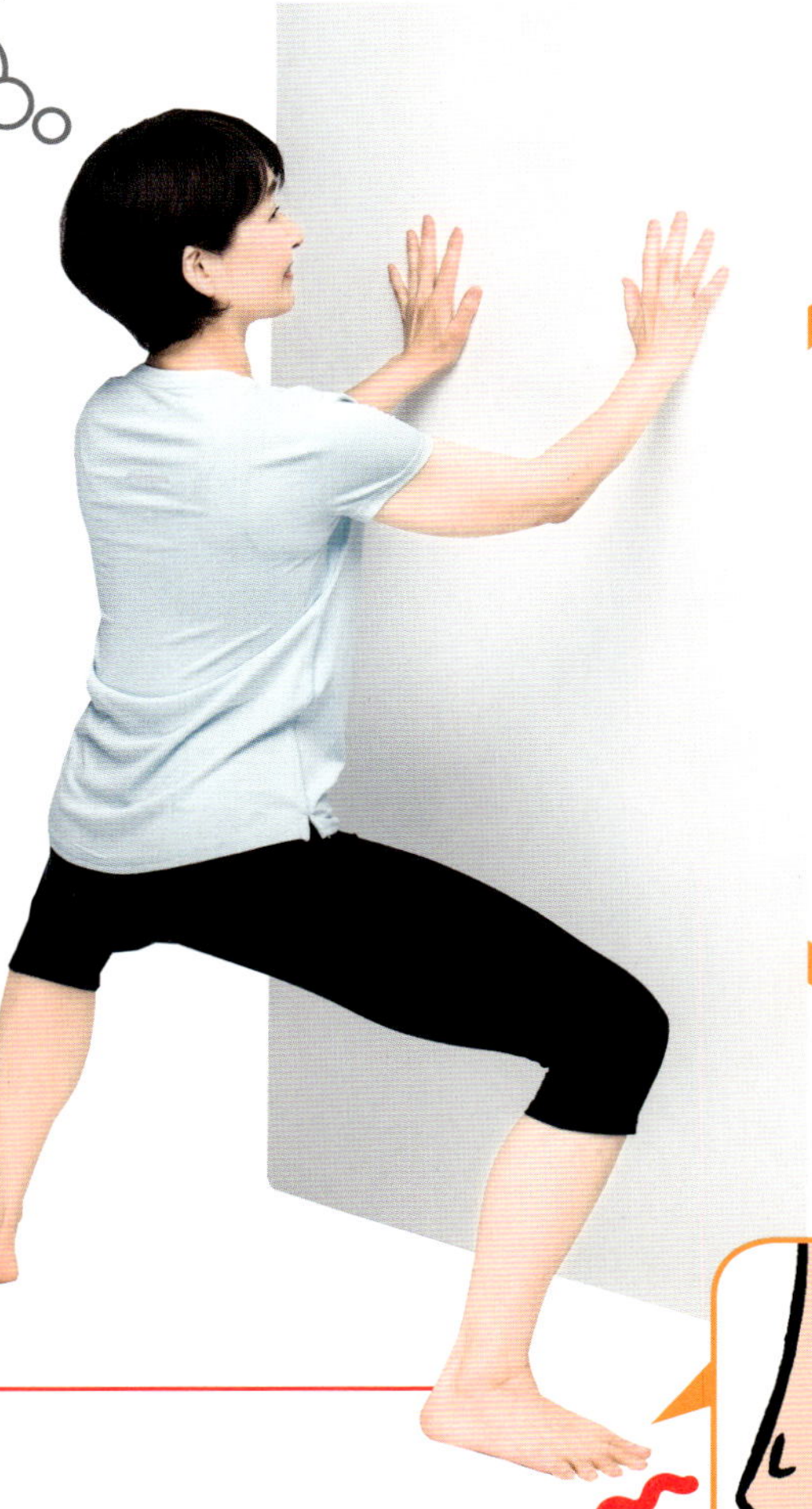

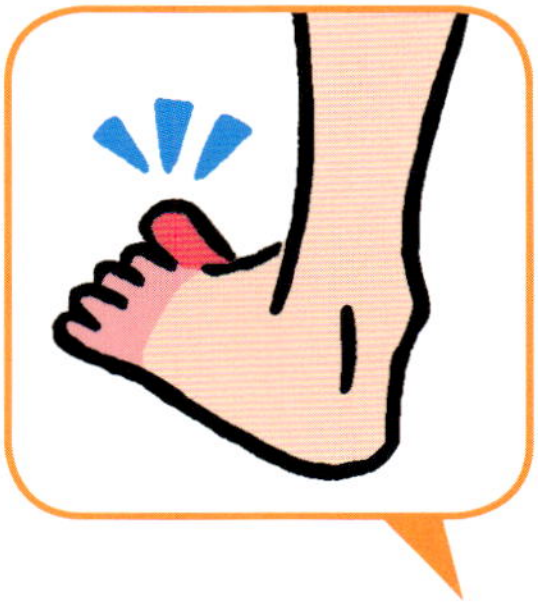

足の指を広げて、足の指全体に力を入れる。**親指**を特に意識する

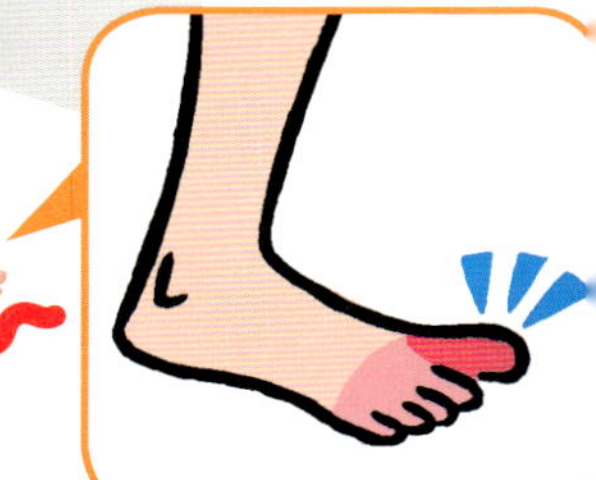

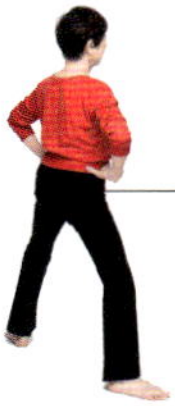

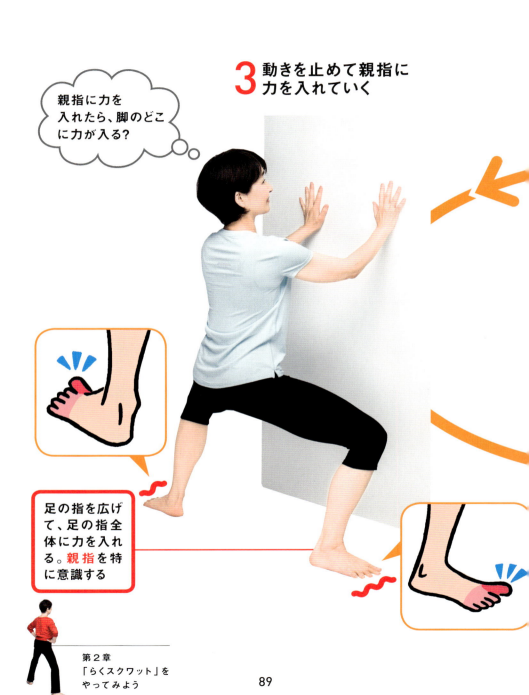

小指

壁に手をつく らくスクワットのやり方

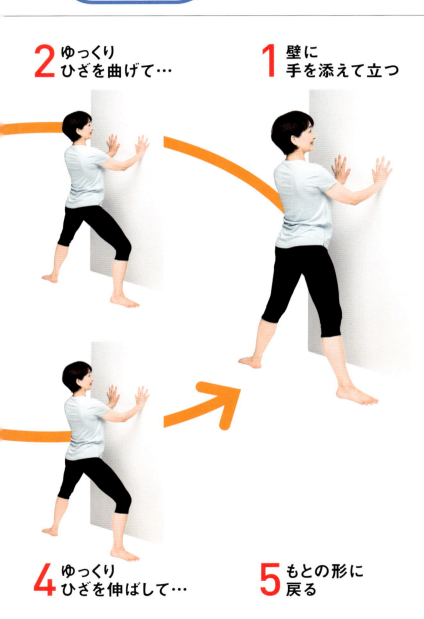

1 壁に
手を添えて立つ

2 ゆっくり
ひざを曲げて…

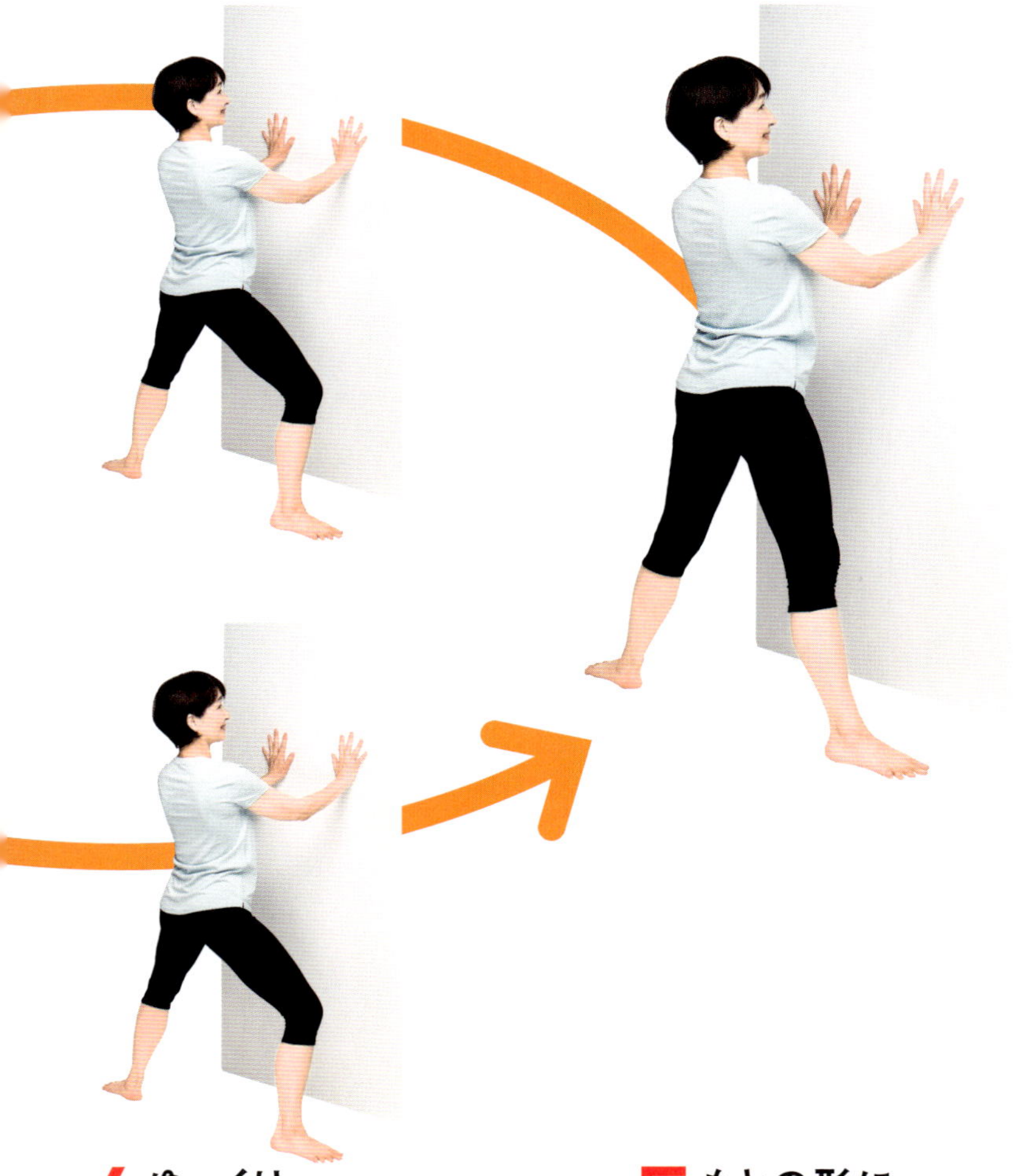

4 ゆっくり
ひざを伸ばして…

5 もとの形に
戻る

3 動きを止めて小指に力を入れていく

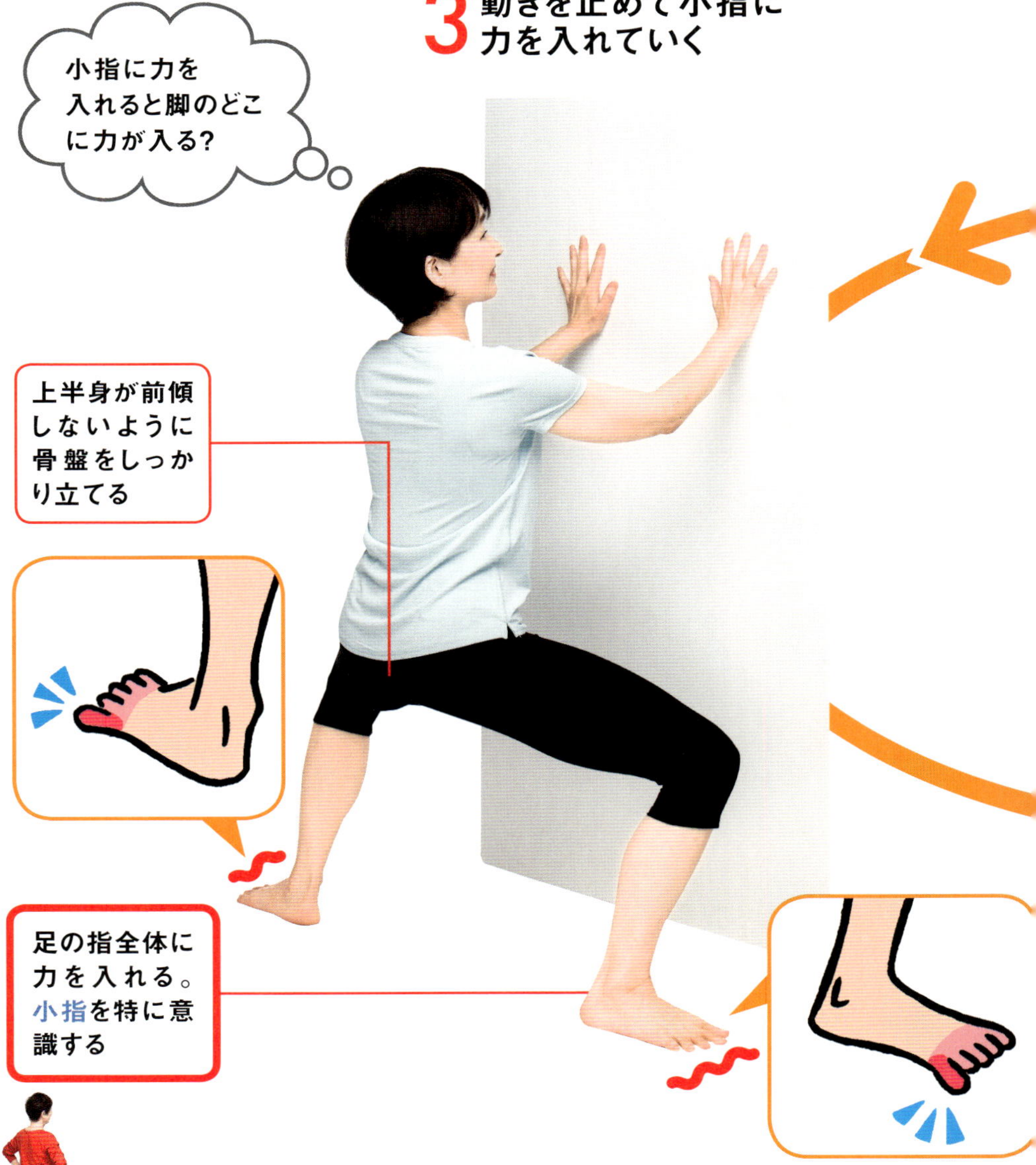

流し台、洗面台でもできる！

テーブルに手をつくらくスクワット

脚力が弱い人でも効率よく筋肉を強くできる

脚の筋力が弱っていて、どうしても自力で足を踏ん張れない、静止できない人はテーブルやキッチンのシンクなどの台につかまると、らくにできます。また、つい急いで起き上がってしまう人にもおすすめ。**台に手を添えておくと、上半身の勢いだけで起き上がらず、じっくりと下半身を踏んばれる**ため、効率よく筋肉を育てることができます。

台の支えがあるので、自立した「らくスクワット」よりも足を広く広げることができると思います。するとももの内側の筋肉が十分に刺激されるため、たるんでいたぜい肉がひきしまり、脚がまっすぐに。また、お尻の下に垂れたあぶら身が筋肉になり、後ろ姿がきれいになります。

「歩く姿勢」に気をつけよう!

もし「歩く姿勢」が悪いと…

- 正しくない場所に体重がかかり、股関節やひざが痛んだり、つまずきやすくなる
- 呼吸や血液の循環が悪くなり、肥満になりやすい
- 反り腰による腰痛、ねこ背から肩こりになりやすい
- 足裏全体が使えないため、むくみやすくなる
- 首が前に出るため、頭痛になりやすくなる

脚の内側の筋肉に力がつくと、頭も背骨もまっすぐに保てるのです。すると、歩幅が自然と広くなり、かかとから足の裏、足の指全体で地面を蹴る自然な歩き方ができるようになります。つまずいて転ぶ危険もなくなるでしょう。

親指に力が入らなくなると脚の内側の筋肉が弱り、ひざが外側に広がってO脚になり、チョコチョコと足を引きずって歩くようになってしまいます。すると頭の重さを支えきれず前のめりになってしまい、老け込んだ歩き方になってしまうのです。

台を支えにしている場合は5秒以上の静止に挑戦してみるのもいいでしょう。10秒くらい静止できればしっかりとした筋肉ができています。ちなみに私はつかまらないで静止後、200くらいは数えられますよ。

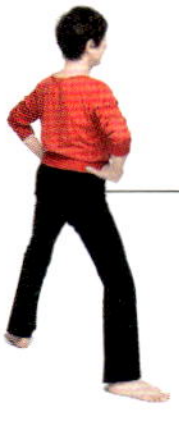

テーブルに手をつく
らくスクワットのやり方

1 テーブルに
手を添えて立つ

2 ゆっくり
ひざを曲げて…

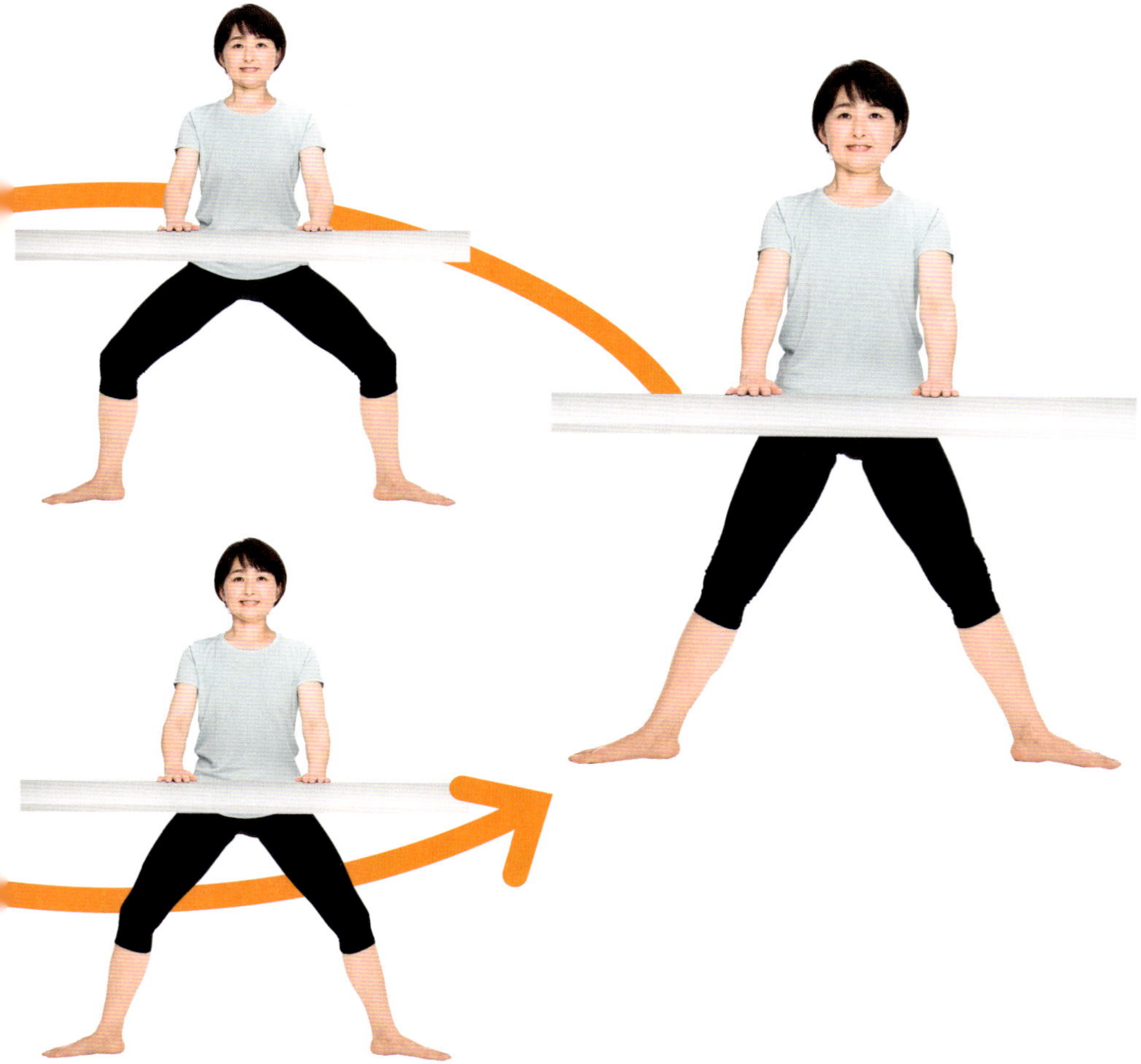

4 ゆっくり
ひざを伸ばして…

5 もとの形に
戻る

3 動きを止めて ゆっくり5つ数える

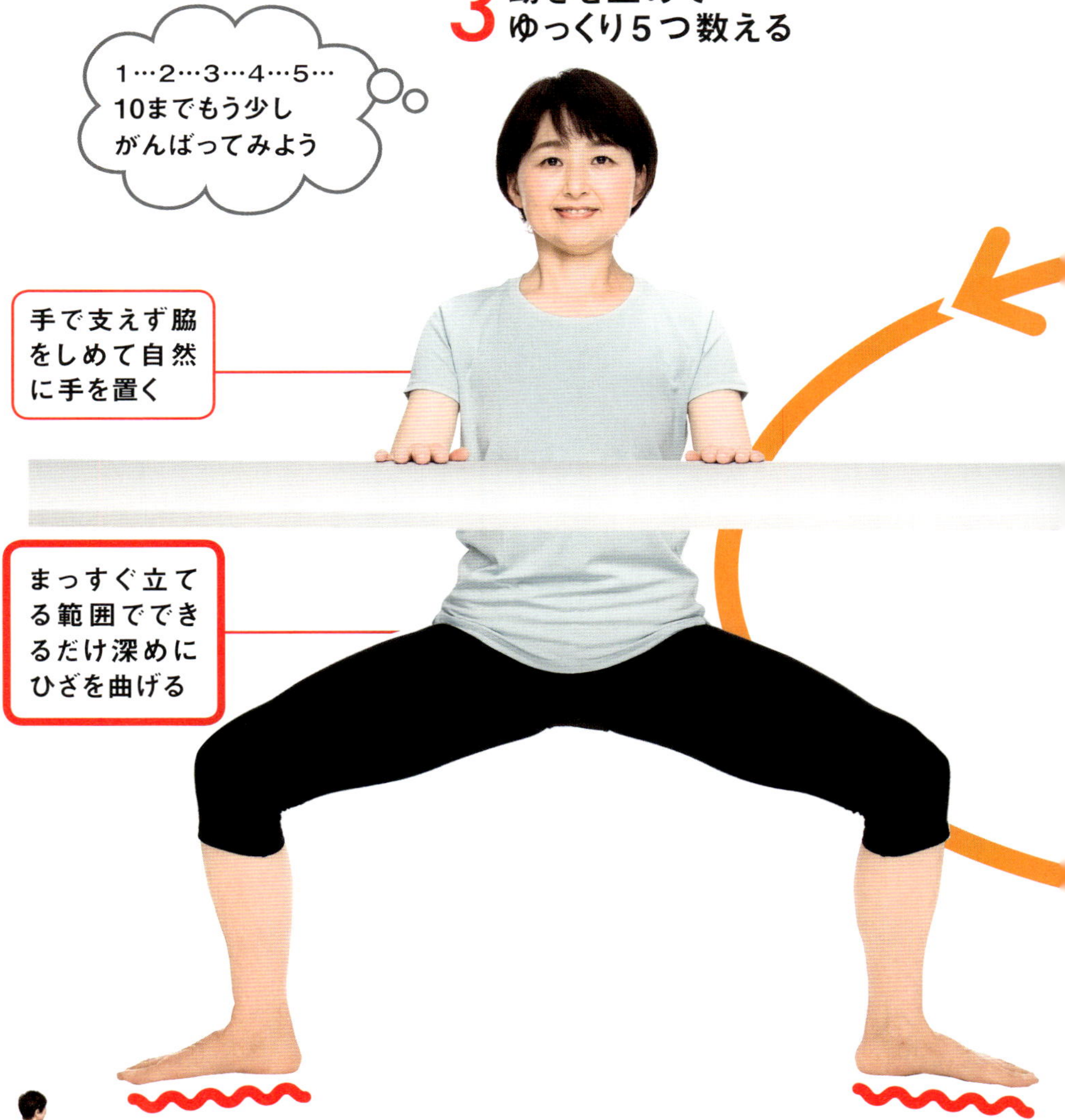
1…2…3…4…5…
10までもう少し
がんばってみよう
手で支えず脇をしめて自然に手を置く
まっすぐ立てる範囲でできるだけ深めにひざを曲げる

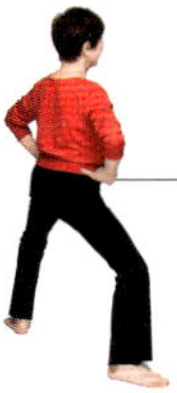

いま、歩くことに自信がないならここから！

イスに座ってらくスクワット

座ったままでも足腰の筋肉を強くできる

ひざや腰、股関節に痛みがあり立っているのがつらい人、これまで紹介した「らくスクワット」でひざを曲げたまま静止できない人は、「イスに座ってらくスクワット」がおすすめです。ひざの曲げ伸ばしや腰の上げ下げをしないので、無理なく、足腰の筋肉を育てることができます。

「座ったままで足腰を丈夫にすることができるの？」と思うかもしれません。ですが、上半身を固定したまま、脚を動かしてみると、かなり力がいることがわかります。ですから座ったままでも下半身の筋肉がしっかり動いて使われて力をつけることができるのです。繰り返すよう

最初はこれでもOK!

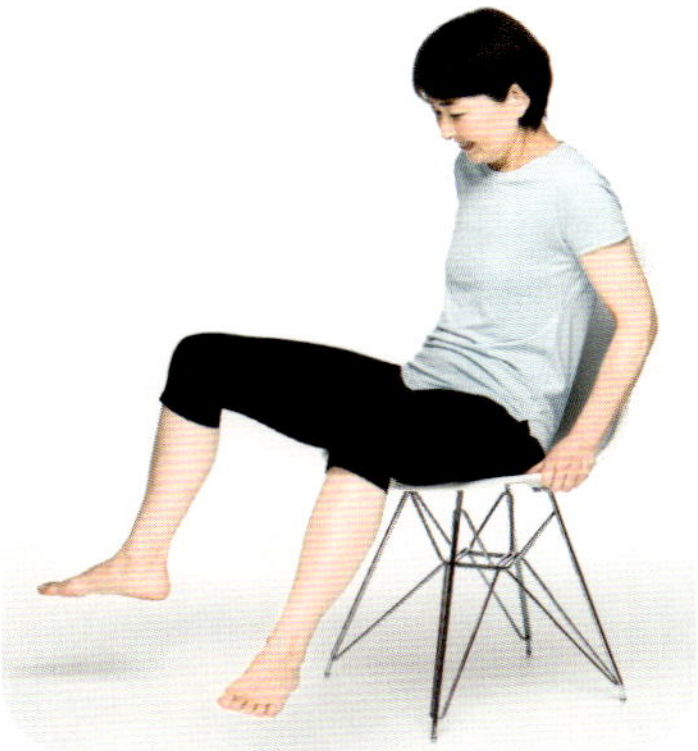

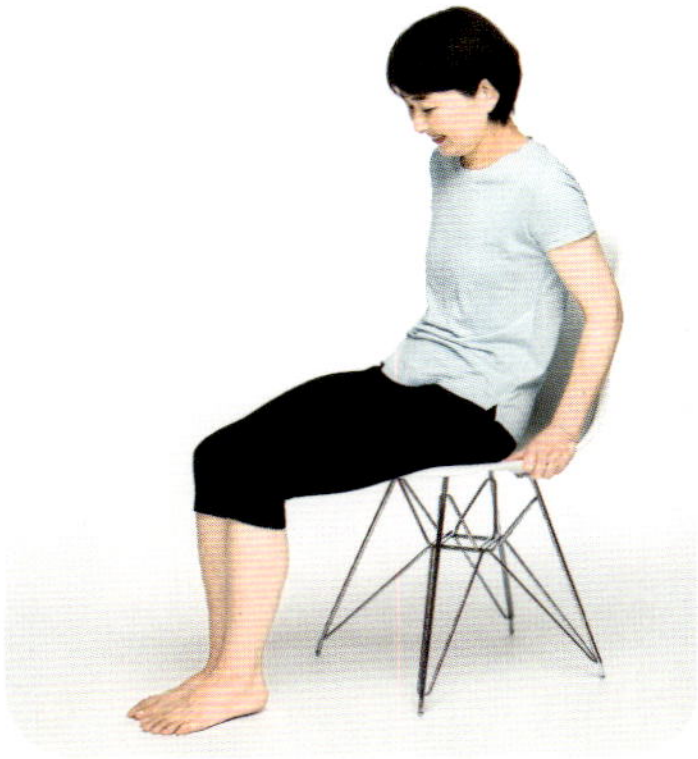

イスにまっすぐ座るのが難しい場合は、最初は後ろにもたれたり、イスにつかまってもいいでしょう。力がついていくと、自力でできるようになります。

ですが、全身の筋肉はつま先から頭まですべてつながっています。それは、イスに座っていても変わりません。ですから、**座ったままでも、足腰の筋肉はもちろん全身の筋肉を強くすることができる**のです。

座って開脚をするだけですが、最初のうちは脚を持ち上げることができないかもしれません。その場合は、足を床にすっても大丈夫です。まっすぐに座れない人は背もたれにもたれてもかまいません。両脚が大変なら片脚ずつでもやってみてください。足腰の筋肉が育っていけば上半身を支えられるようになるので、もたれかからずにできるようになります。なおソファやふかふかした腰が沈むイスは力を入れづらいため、不向きです。

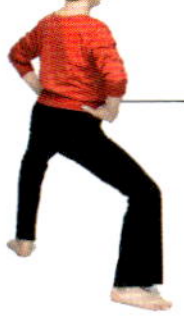

イスに座って
らくスクワットのやり方

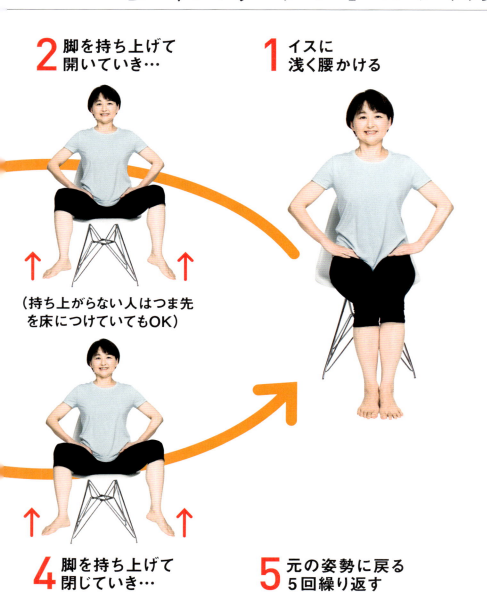

1 イスに
浅く腰かける

2 脚を持ち上げて
開いていき…

（持ち上がらない人はつま先
を床につけていてもOK）

4 脚を持ち上げて
閉じていき…

5 元の姿勢に戻る
5回繰り返す

3 足の指や裏を床にしっかりつけてふんばる

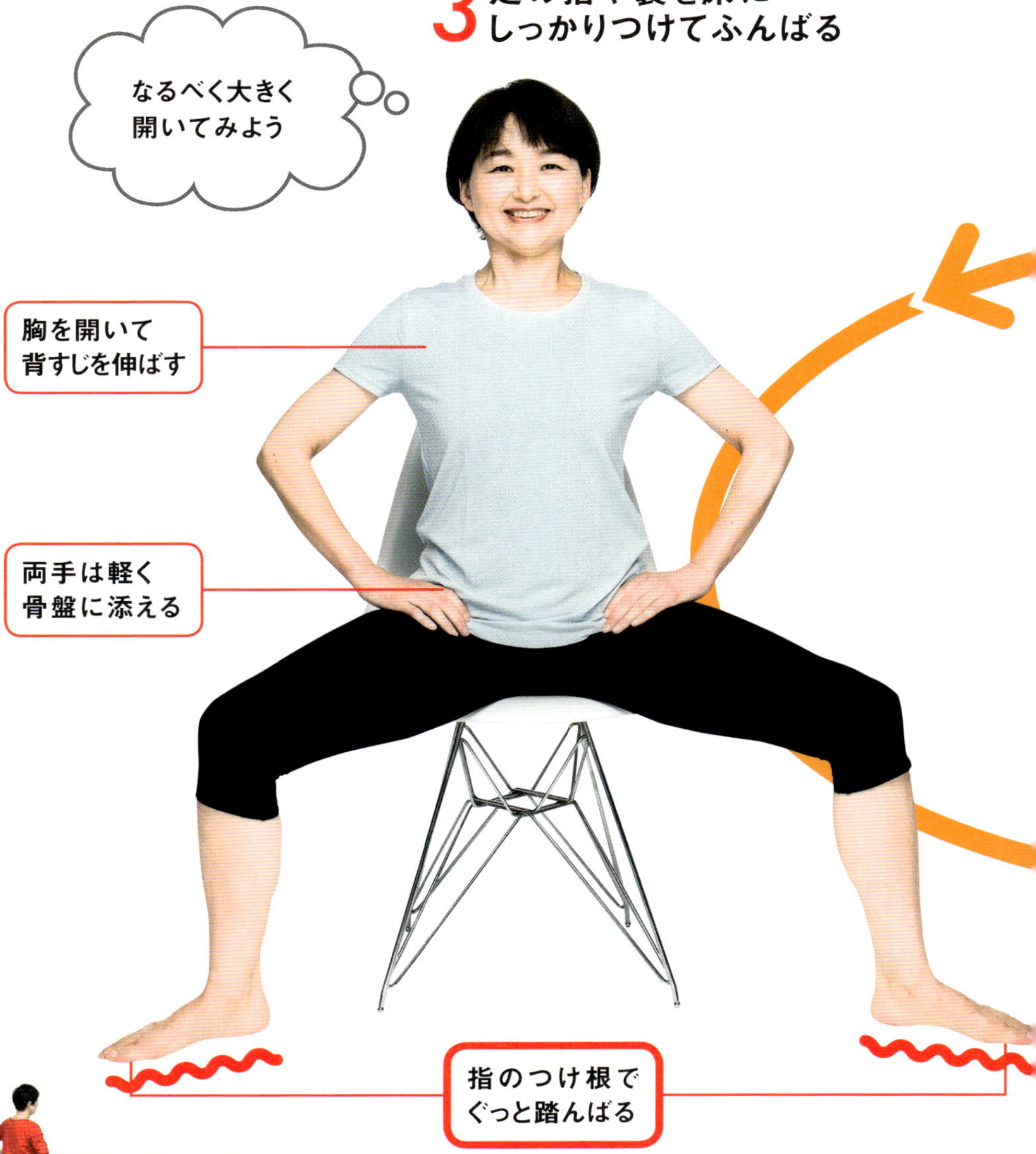
なるべく大きく
開いてみよう
胸を開いて
背すじを伸ばす
両手は軽く
骨盤に添える
指のつけ根で
ぐっと踏んばる

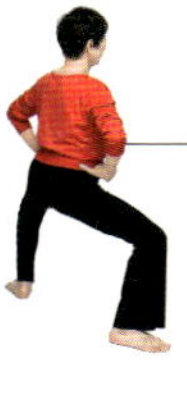

気がついたら、いつでもやろう！

イスに座ってらくスクワット

つま先・かかと

かかとを意識することで転ばない足腰を作る

平坦な場所でもつまずいてしまう人は、足首が硬くなっています。足首がしなやかに動かないと、つま先が上がらなくなり、ひざの関節や股関節もうまく動かせなくなります。すると、つま先から歩くようになり、つまずきやすくなるのです。そのまま転んで骨折したりして、それをきっかけに歩けなくなる人もいます。ケガを防ぎ、いつまでもしっかりとした足取りで歩くためには足首のしなやかさを保つことが大事です。しっかり歩いている人は、かかとから足をつき、足の裏全体で体重を支え、全部の指を使って前に踏み出して歩いています。足首が硬いと足の裏全体を地面につけられません。結局、つま先で歩いてしまったりして体が安

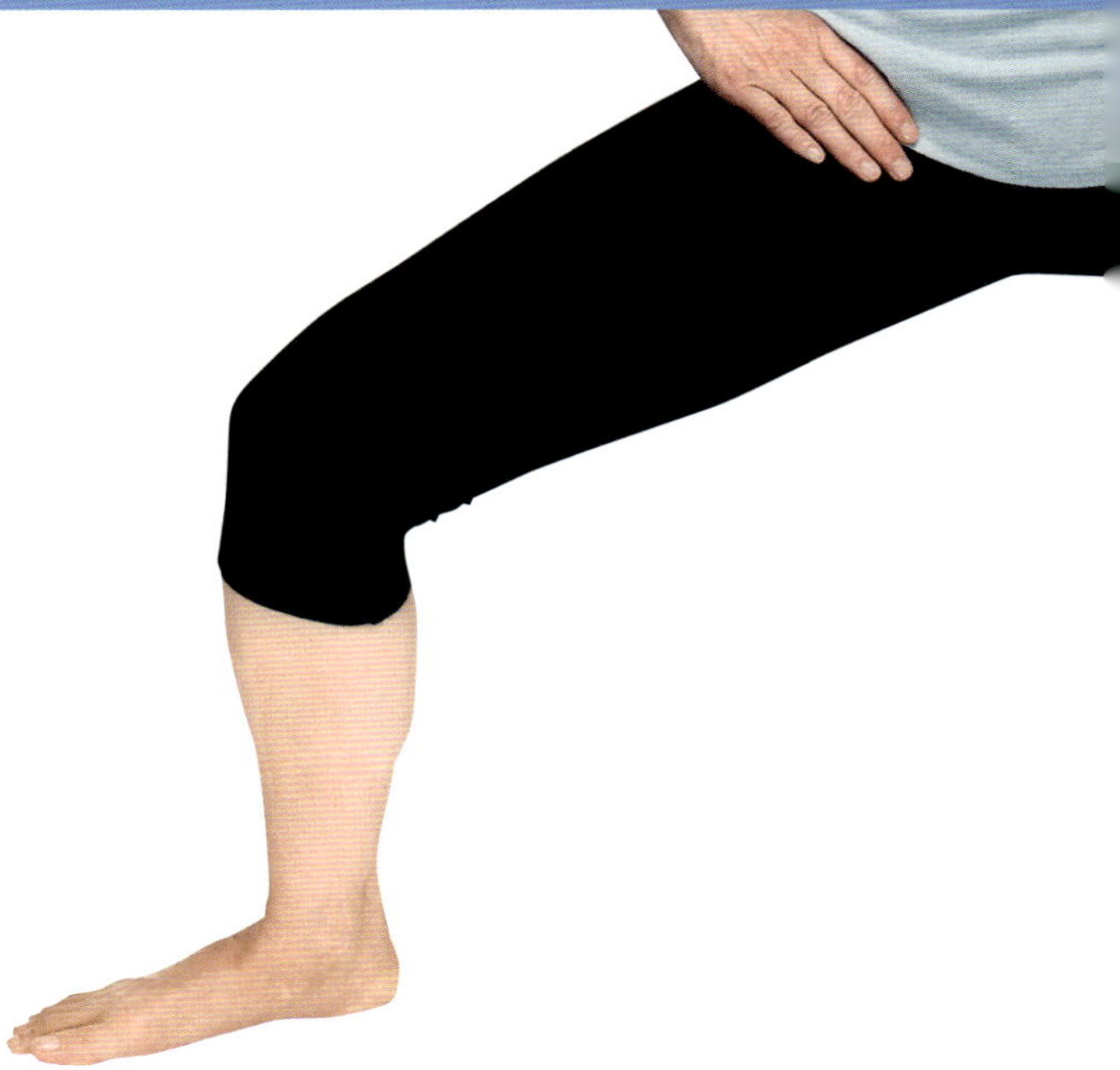

足首が硬いと、このように指に力をいれて踏んばれません。

定せず、転びやすくなってしまうのです。

足首の動きをよくし、しっかりとした歩き方を身につけるためには、いつでも気がついたときに、かかととつま先を交互に動かしてください。足首を柔らかくすると同時に、足の裏、足首、ひざまでの筋肉が強くなります。ひざの筋肉が強くなることで、階段の上り下りがかなりらくになるはずです。「らくスクワット」は意識を集中して行う必要があります。ながらでは効果が期待できません。「つま先、かかと」を意識して行ってください。また、足首の硬さは左右均等とは限りません。動かしてみて、どちらかがやりにくいと感じたら、そちら側が硬くなり、筋肉が弱っているということ。動かしにくいほうを多めに行って、左右のバランスを整えるようにしましょう。

つま先・かかと

イスに座って らくスクワットのやり方

1 イスに浅く腰かけ、つま先をそろえてつける

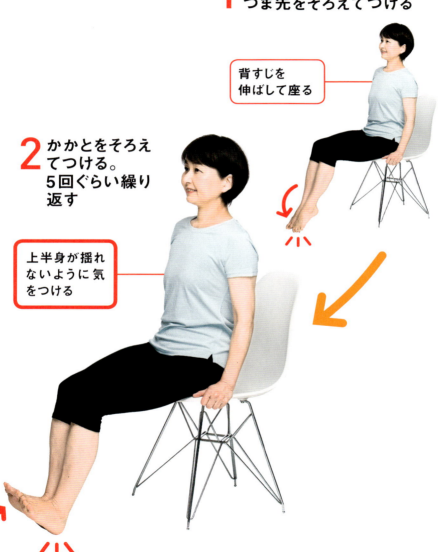

背すじを伸ばして座る

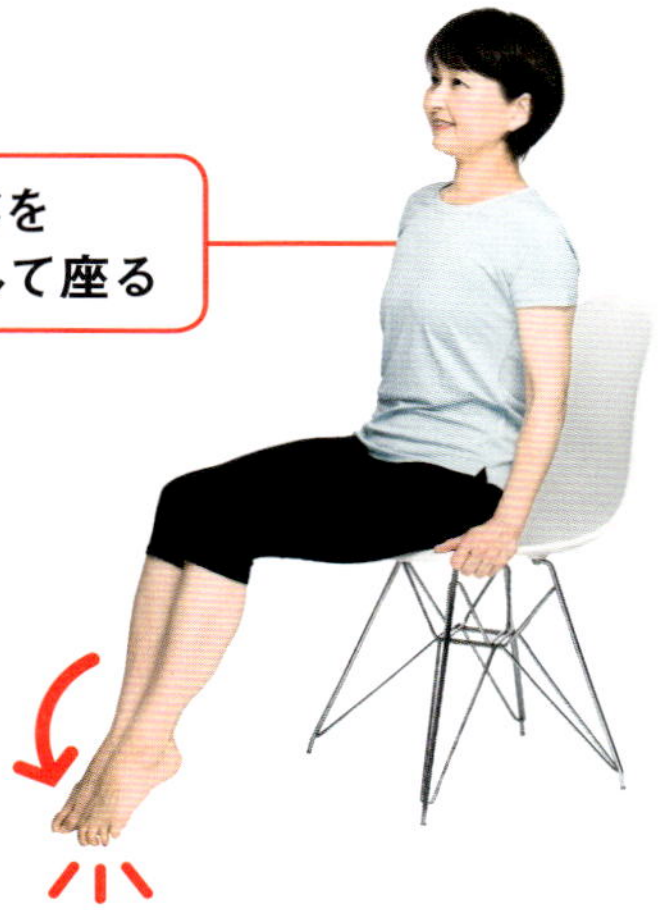

2 かかとをそろえてつける。5回ぐらい繰り返す

上半身が揺れないように気をつける

片足ずつやってもOK!

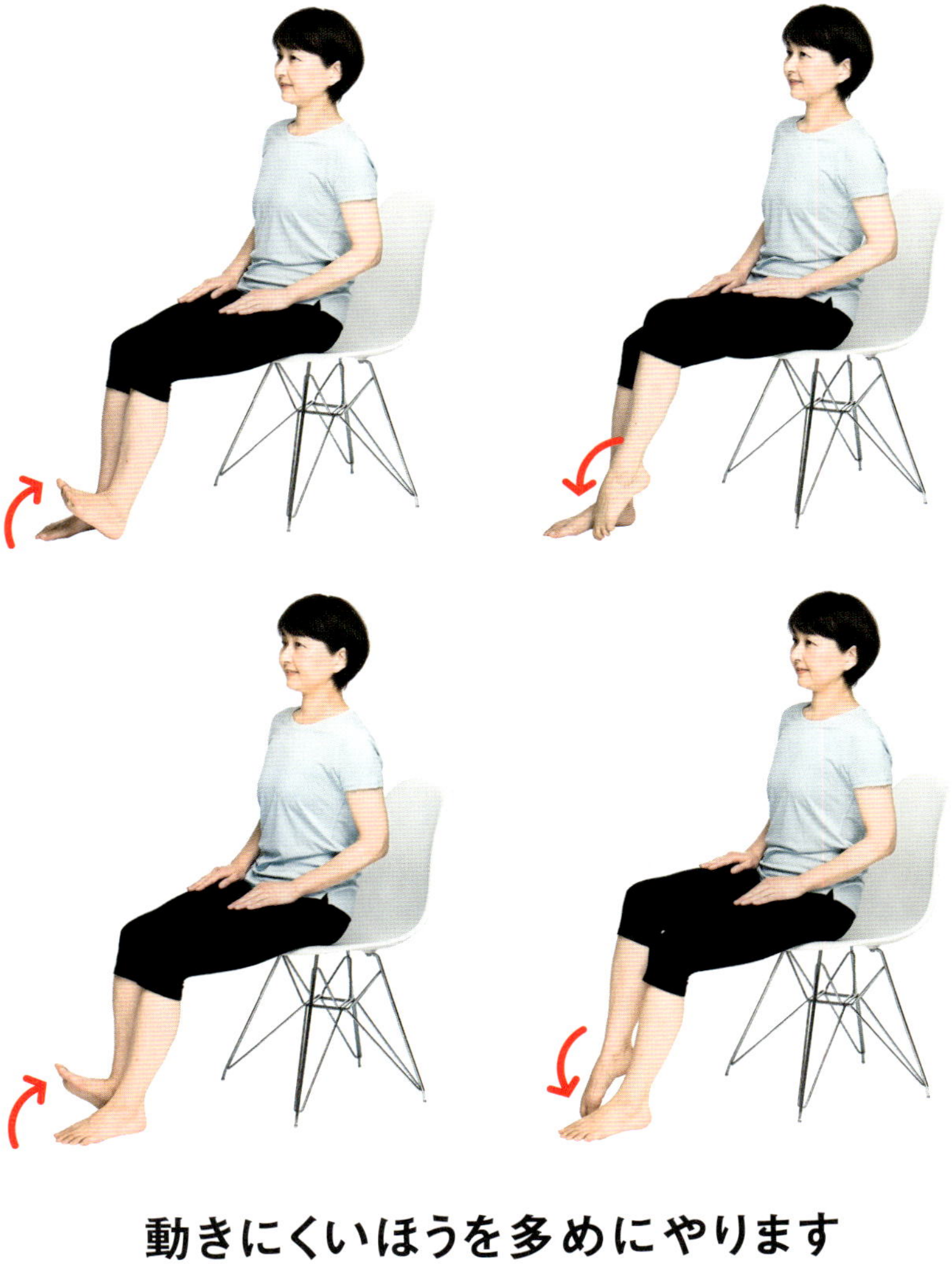

動きにくいほうを多めにやります

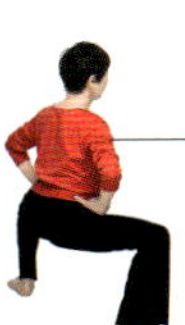

立ち上がる力、歩く力を育てる

寝たまま らくスクワット

つま先をゆっくり開くだけ

「らくスクワット」は寝たままでもできます。「それでは〝スクワット〟とは言えないのでは？」と思うかもしれません。しかし、私は脚を屈伸することだけが〝スクワット〟だとは思いません。下半身の筋肉を動かして足腰を育てることができれば、同じことだと考えます。

寝て行う「らくスクワット」はつま先を意識して開きます。動きとしては足首から先だけで行う動作です。だから寝たきりに近い人でも、意識がハッキリしていればできます。

いつも横になっていると、気持ちが暗くなってきます。少しでも体を動かし続けていけば必ず体は応えてくれて、気力がわいてきますから、ぜひチャレンジしてください。

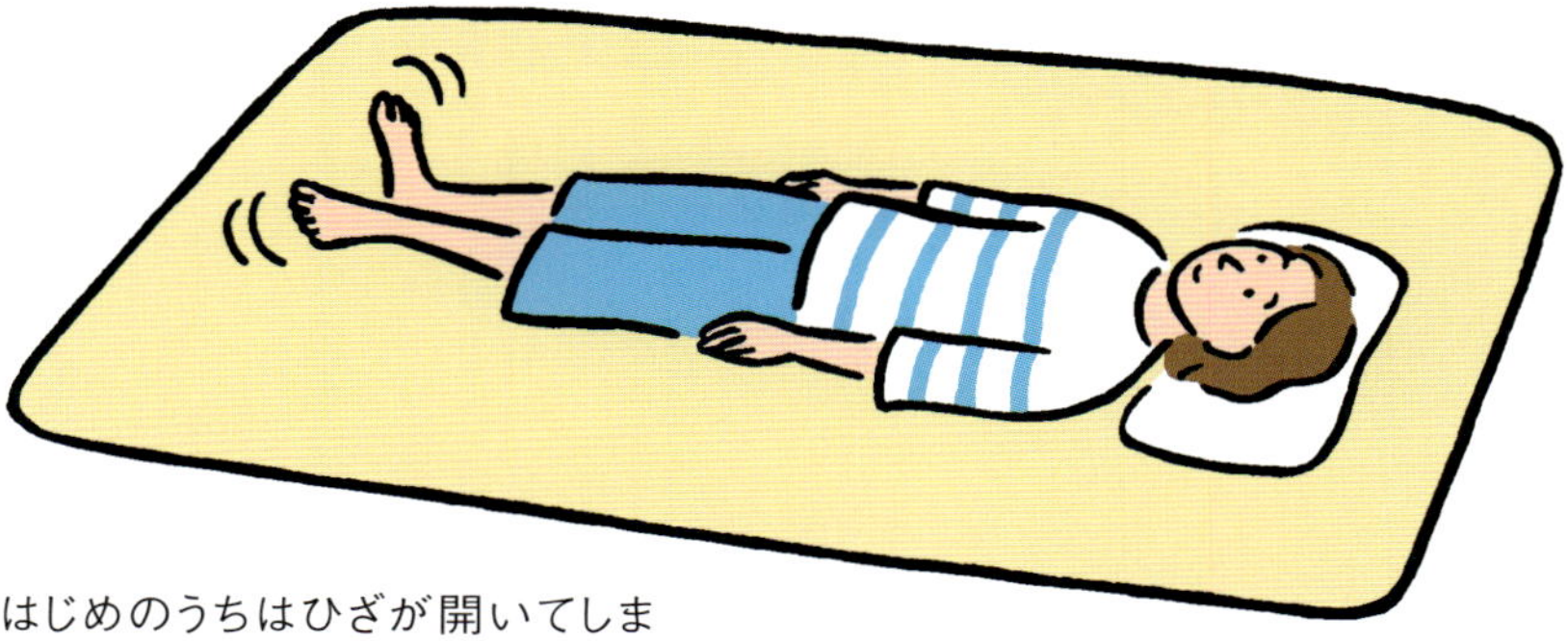

はじめのうちはひざが開いてしまってもOK。できるだけひざを寄せようと思うことが大事です。

寝たままつま先を開くと、もも、腹筋、お尻からあばら骨付近にまでつながっている筋肉に力がつきます。

あばら骨のかごの中はほとんどが肺です。寝た姿勢で「らくスクワット」を行うと、肺を動かす筋肉が育って、呼吸が深くできるようになります。

しっかり呼吸すると血液が全身に巡り、体力と気力が戻ってきます。また、血液の循環がよくなることで代謝が上がります。ひざや股関節に体重がかからないので、減量したい人にもおすすめです。そういった問題がなくても、他の「らくスクワット」と組み合わせてぜひやってみてください。

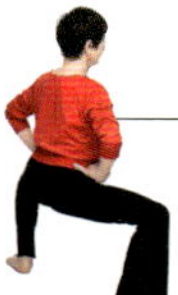

寝たまま
らくスクワットのやり方

1 寝たままの姿勢で、
足をそろえ、
足首を手前に折り曲げる

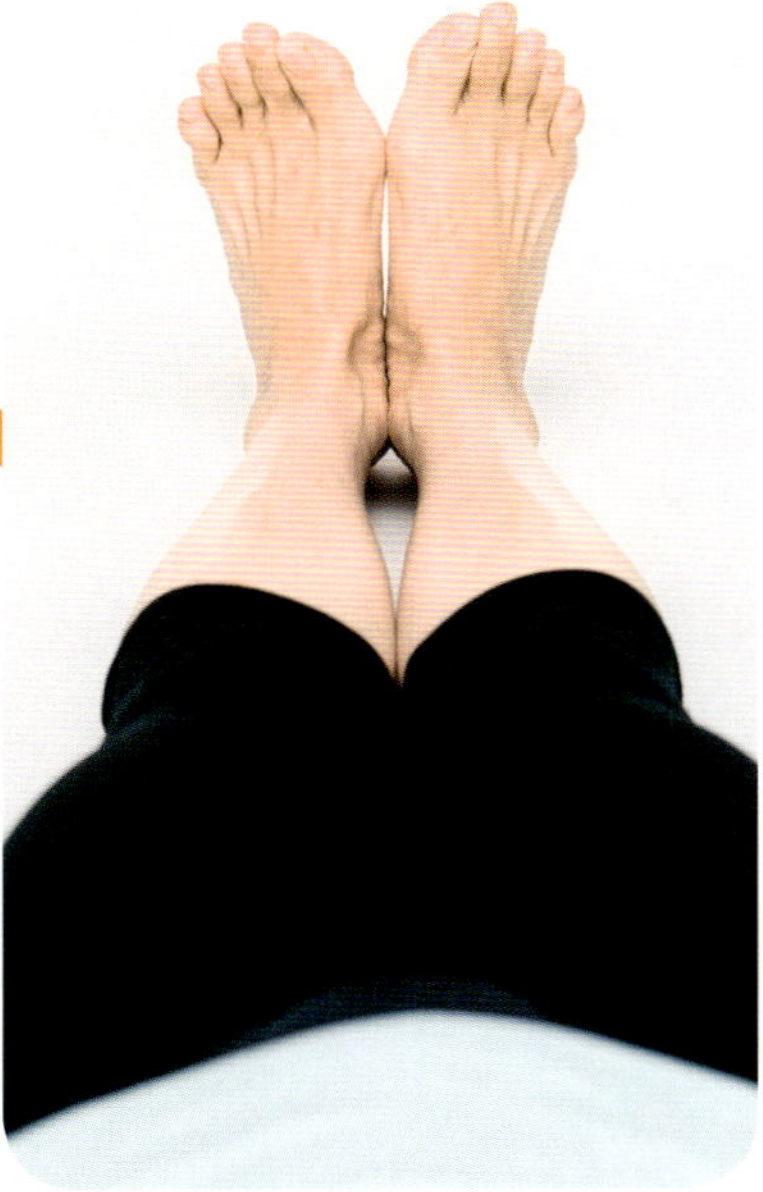

2 かかとをつけたまま
つま先をゆっくり
開いていき…

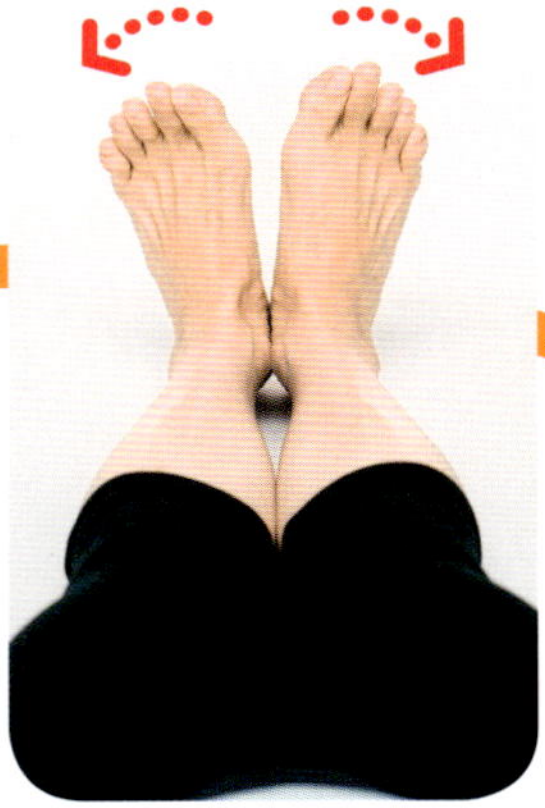

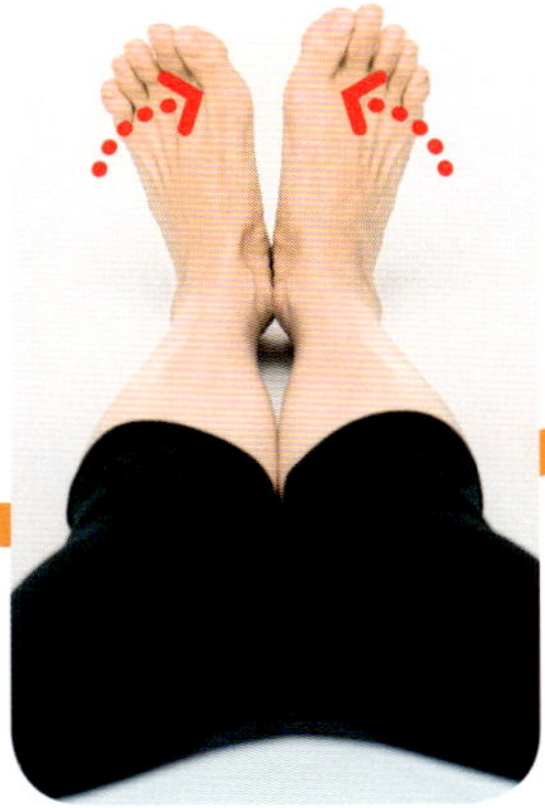

4 ゆっくりつま先だけを
閉じていき…

5 足をそろえる
5回くり返す

3 開ききったところで、ゆっくり5つ数える

どこまで開けるか
自分に挑戦！

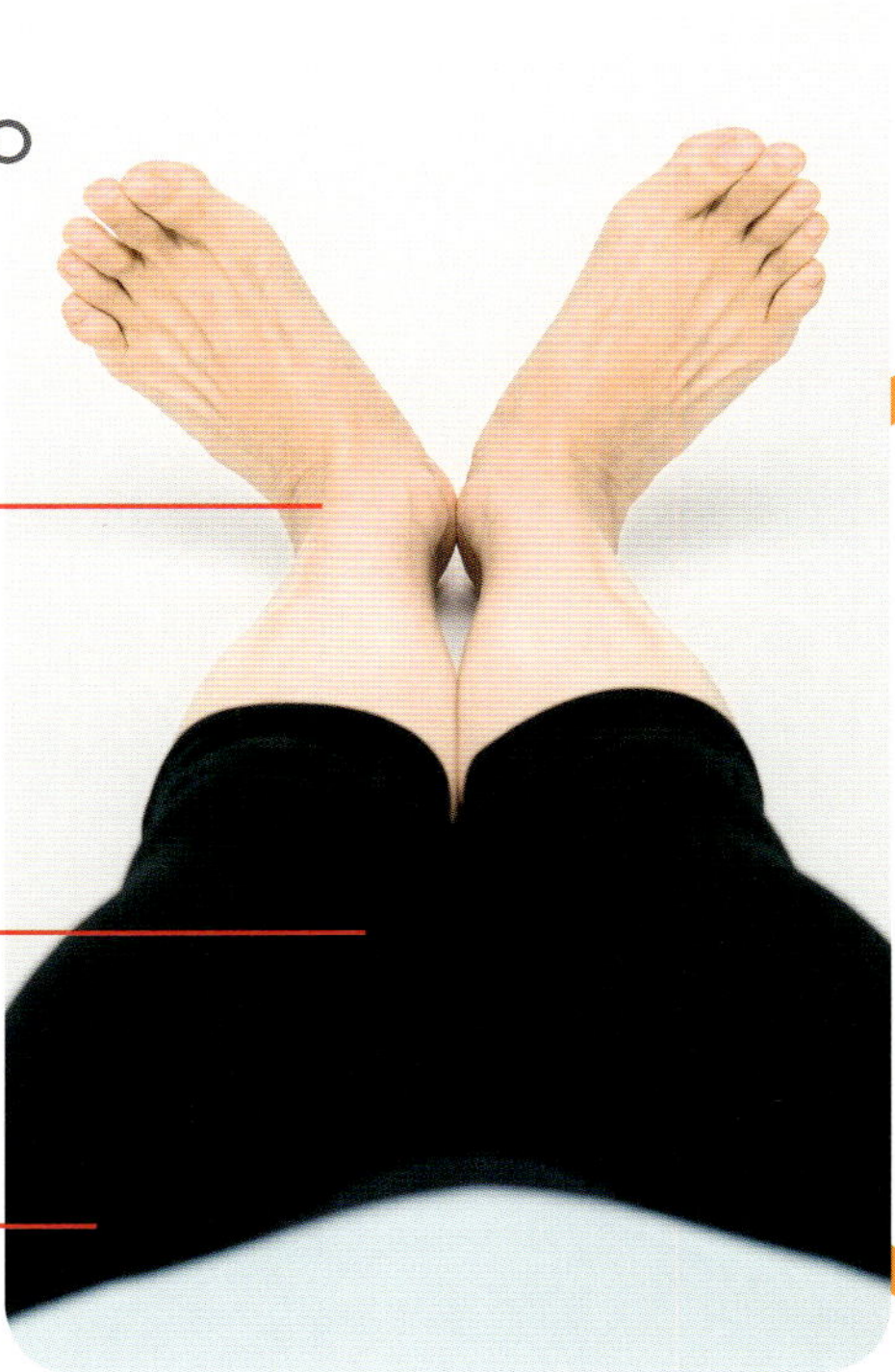

足首はしっかり曲げたまま

ひざが開かないように内ももをしっかりしめる

お尻の筋肉を寄せる

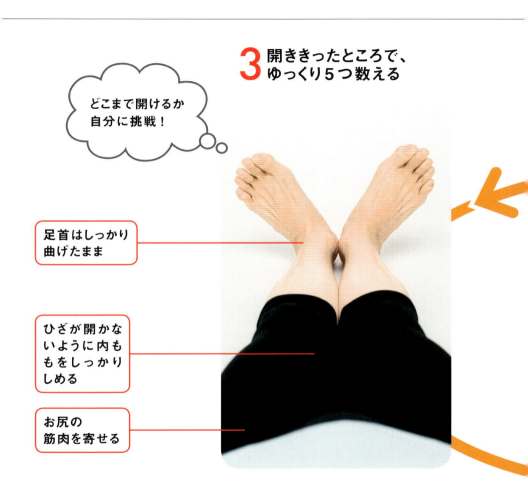

第3章

「らくスクワット」ができないときは

「やってみたけれど、どうしてもできない」
「腰やひざが痛い」。そんなときは
足の指や裏に力をつけると、できるようになります。

足の指や裏が弱っているかもしれません

一生歩ける体を作るために、忘れてはいけない部分があります。
足の裏です。**私たちの体のすべては左右の小さな足の裏だけで支えられています。**

ひざの裏には「足底筋」とよばれる筋肉があります。足底とは足の裏のことです。足の裏の筋肉がひざまでつながっているのです。驚きますよね。ですから、足の裏の力が弱ければ、ひざにも力が入らないのです。すると、ひざからつながっている太ももの筋肉や股関節もスムーズに動かなくなります。足の裏はただ立って体を支えるためだけではなく、歩くための足腰を作る重要な役割を担っているのです。

「らくスクワット」をするのがつらい、できないというときは、足の指や裏の筋肉が弱っていることが考えられます。これまで足の裏に意識を向けてこなかった人は、今日からよく観察して自分の足の裏に関心を向けてください。放っておきっぱなしで水虫の住みかにしてはいけません。

「こんなに小さい面積で、いつも私を支えてくれてありがとう」

と感謝しながら、すみずみまでさわってください。そのように意識することで、脳と足の裏がつながり、動かすことで筋肉が育っていきます。ここからは「らくスクワット」を行うために大切な足の指や足の裏の力、そしてすべてにおいて大事な腹筋を育てる動きをご紹介します。

歩けない原因は、足の指が弱っているせいかも？

足をよくさわってみよう

健康な足の裏はハリがあってなめらか。皮膚の色はきれいな肌色です。まずは自分の足の裏をじっくりと見てください。体が硬い人も、なんとか見られる体勢でがんばって！

足の裏がフワフワしていたり、ヤスリのようにガサガサしているのは普段から足の裏をほったらかしている証拠。「クリームでお手入れをしていないからでは」と思うかもしれませんね。お手入れもありますが、それ以上に血流が悪いと皮膚の新陳代謝がうまくいかず、荒れてしまいます。見えない位置だからと、足の裏をぞんざいに、靴底のように扱っていると、硬くなってしまうのです。日ごろから顔と同じように、大切に思って、よく見て、さわってください。

指の様子も見ましょう。それぞれの指がくっついていませんか。**普段から足の指を使わずに歩いていると、指がくっついたり重なったりしてしまいます。**

ひととおり、観察し終わったら、足の裏をしっかりさわってください。**さわったときにぷよぷよと柔らかい感覚がある人は、足の裏が弱っています。**感覚も鈍っています。いまは問題ないと思っても、そのうち踏んばる力が衰え、転びやすくなっていきます。

　さわる時は念入りにさわって動かして、血行をよくします。血行をよくすると神経の働きが活発になります。すると鈍っていた足の裏の感覚がよみがえります。歩く時にも地面をしっかり踏めるようになり、やがて下半身全体の力が強くなるのです。

　指は1本1本の間を広げて、根元からていねいに回します。続けていくとそれぞれの指に力がついてきます。

　指に力がつくと、まっすぐに立ち、地面をしっかり踏みしめて歩くことができるので姿勢も自然によくなります。

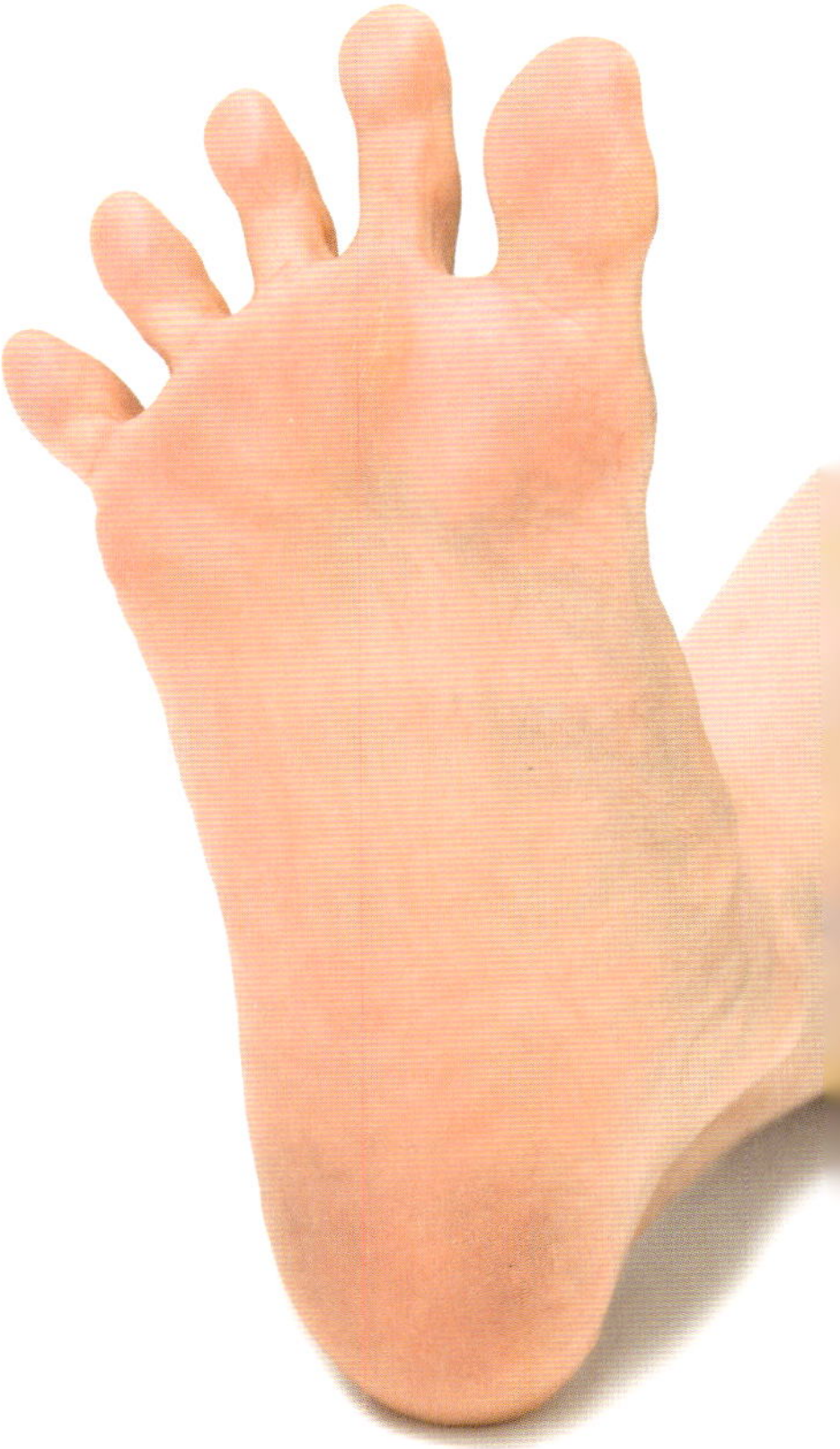

表から裏から見てみましょう。鏡を使ってもOK!

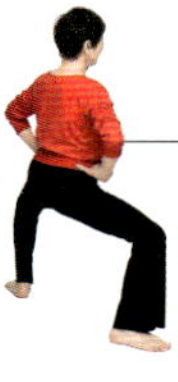

足のさわりかた

1 足の甲と裏をよく見てみよう

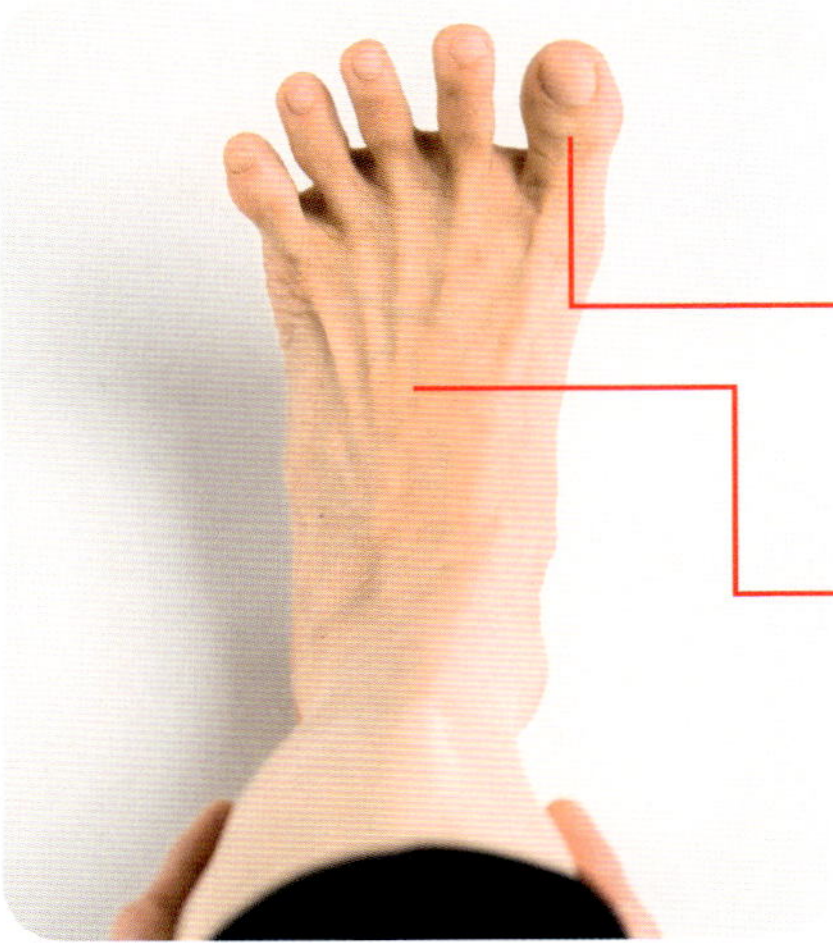

指は1本1本開いて独立している?

甲の色や指の色を観察しよう

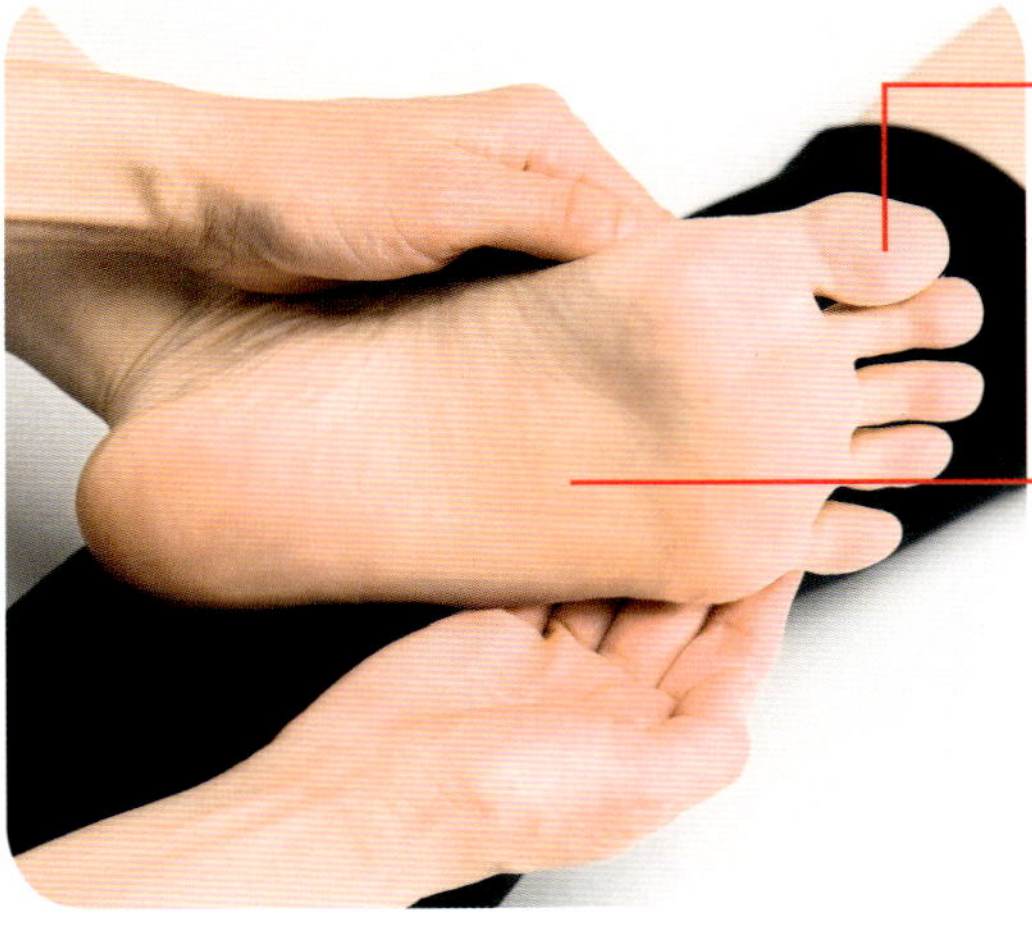

指は縮んでいないか。1本1本しっかりしているか。水虫などはないか?

土踏まずはちゃんとあるか。タコができていないか?
かかとはガサガサになっていないか?

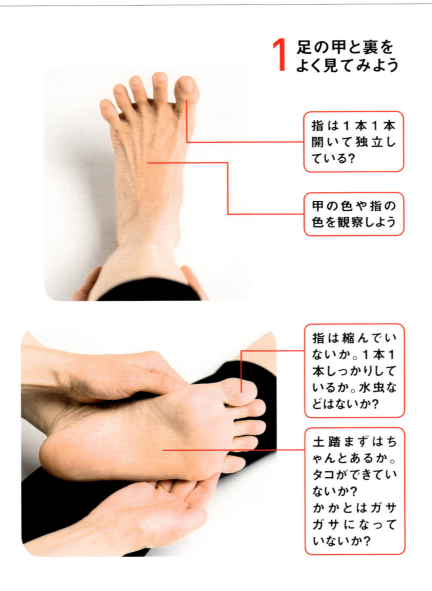

足の裏の筋肉は
しっかりしている
かな?

2 足の裏を指で押す

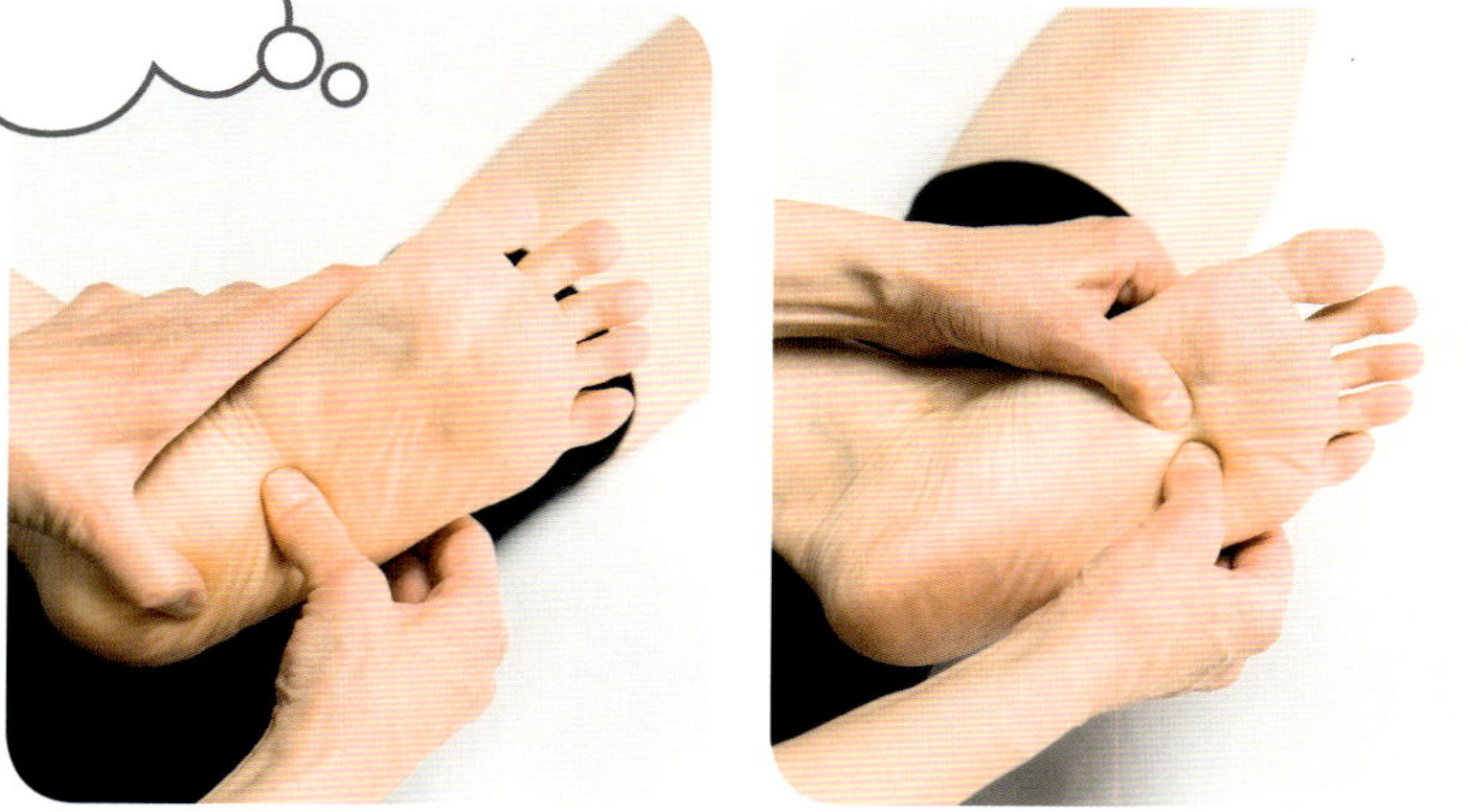

開きにくい指、
回りにくい指は
ないかな?

3 指と指を開いてよく回す

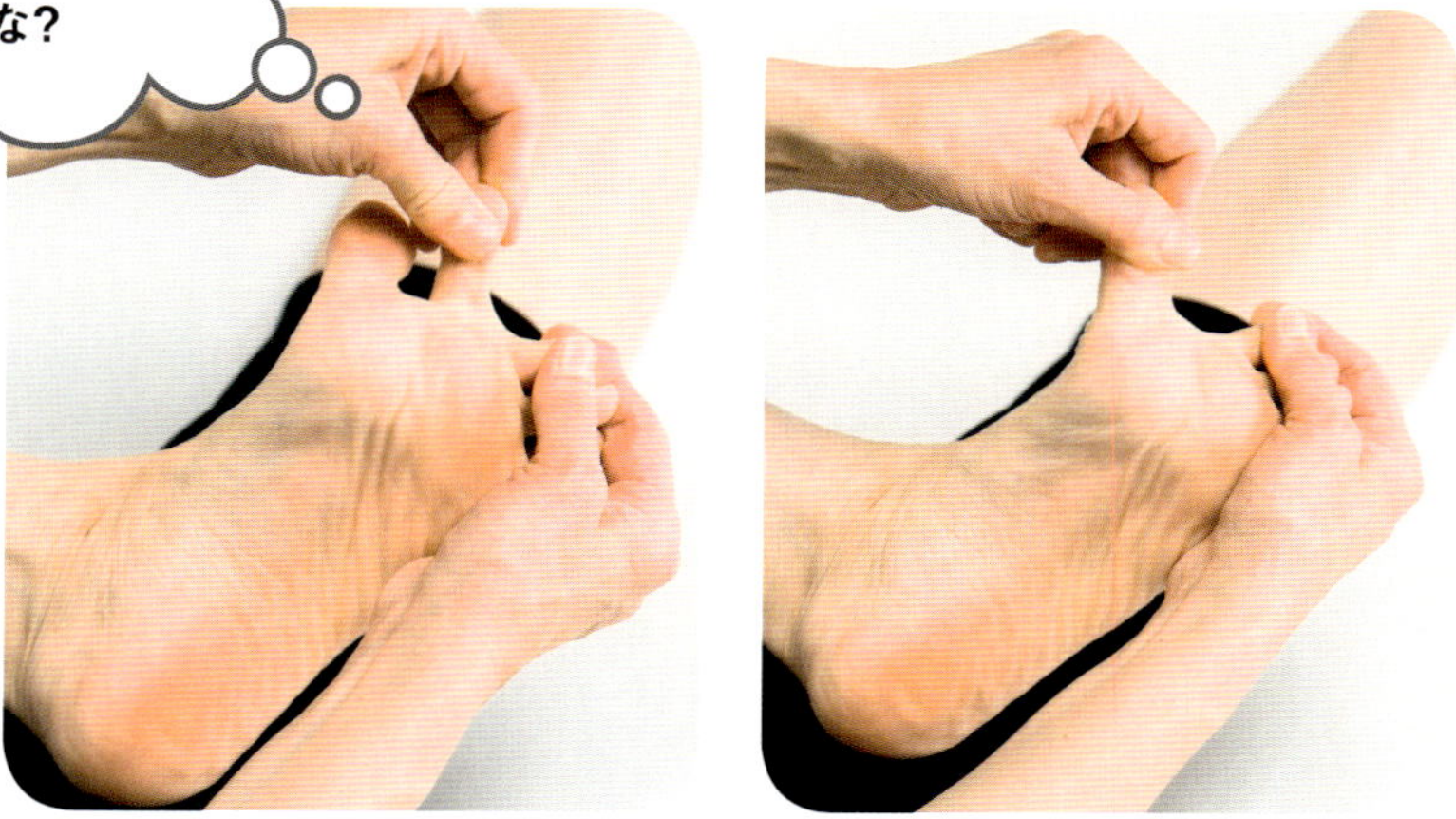

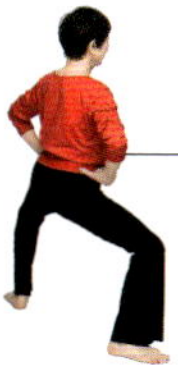

どの指にも力が入れば歩く力を保つことができます

足の指と手の指で握手する

本来、足の指は1本1本、独立して働きます。それぞれの指がしっかりと独立して働き、地面を蹴り出すことで、転ばずまっすぐに歩くことができるのです。しかし、靴下を履き、靴を履いて指をひとつにまとめてしまうと、その力が発揮しにくくなります。

指は普段からしっかりと使っていないとどんどん動かせなくなっていき、縮こまって指先だけで歩くようになります。**よろけやすい、つまずきやすい人は指が弱く、それぞれがくっついたり、重なったりしています。**

1本1本の足の指の筋肉は、甲側は、指・足の甲・足首・すね・ひざ・ももの前側・股関節へとつながり、裏側は、指・足の裏・アキレス腱・ふくらはぎ・ひざ・ももの後ろ側・お尻・腰へとつながっています。**歩くための筋肉はすべて足の指から始まっている**のです。

空いている手で、足の指に力が
入っているかどうか確かめてみましょう。

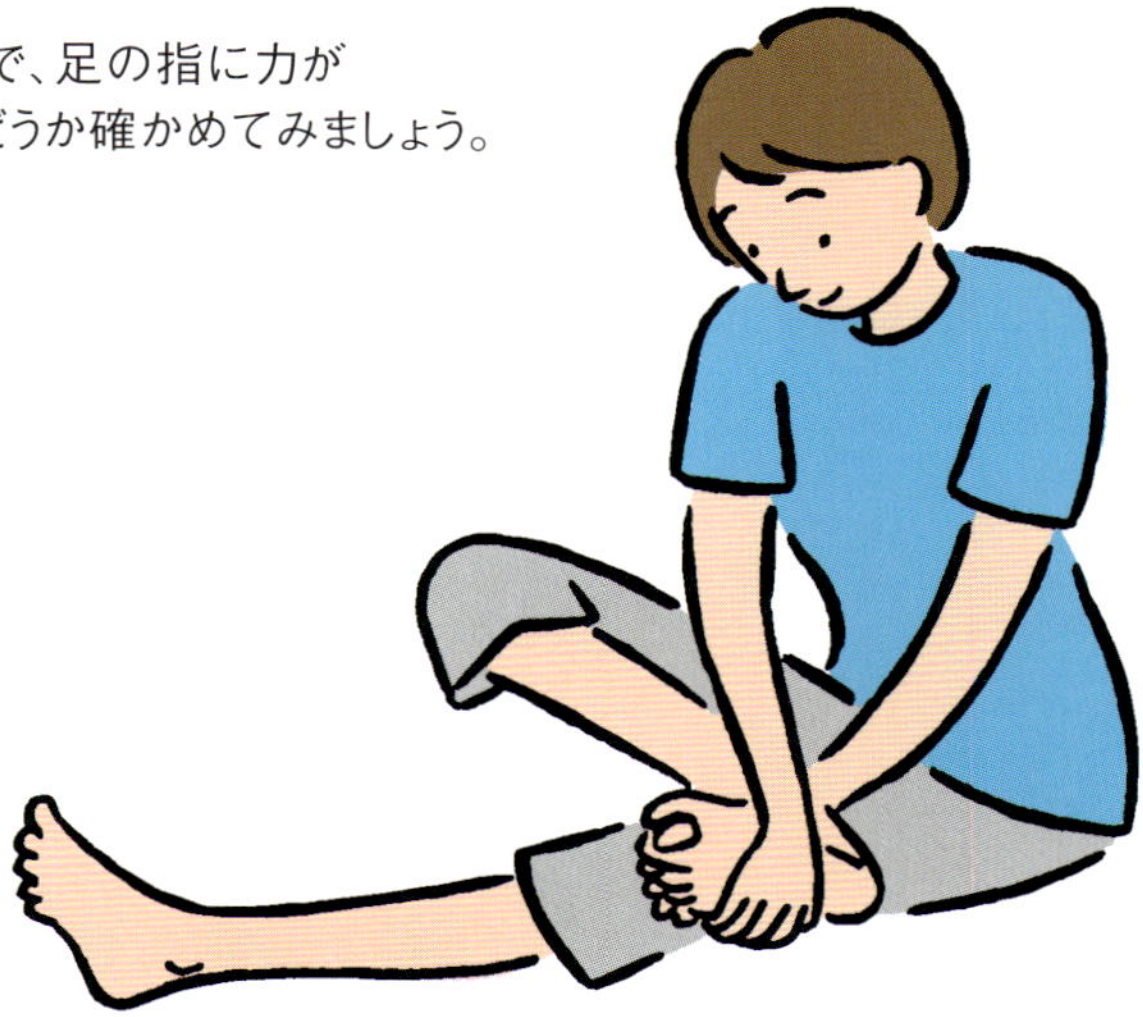

体が動くときに指令を送るのは脳ですから、脳からの伝達がうまくいかなければうまく歩けません。それは脳梗塞や脳いっ血の後遺症で、脚自体には問題ないのにうまく歩けなくなる事例からもわかります。

足の指に力をつけるためには、手の指と足の指で握手をしてしっかり握り合います。握り合ったときに力が入りにくい指がないか、空いている手でさわって確認します。力の弱い指があったら、手と足を離したあと、その指を特にしっかり伸ばしたり、回したりしてていねいに動かしましょう。**全部の指が脳とつながって力がつき**、地面を踏みしめて立てるようになれば、転ばなくなります。頭もハッキリするし、大またで歩けるようになりますよ。

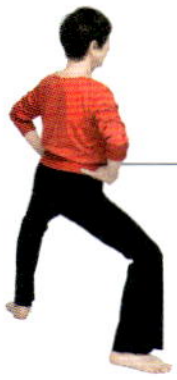

足の指と
手の指の握手のやりかた

1 手の指と足の指を小指から組み合わせていく

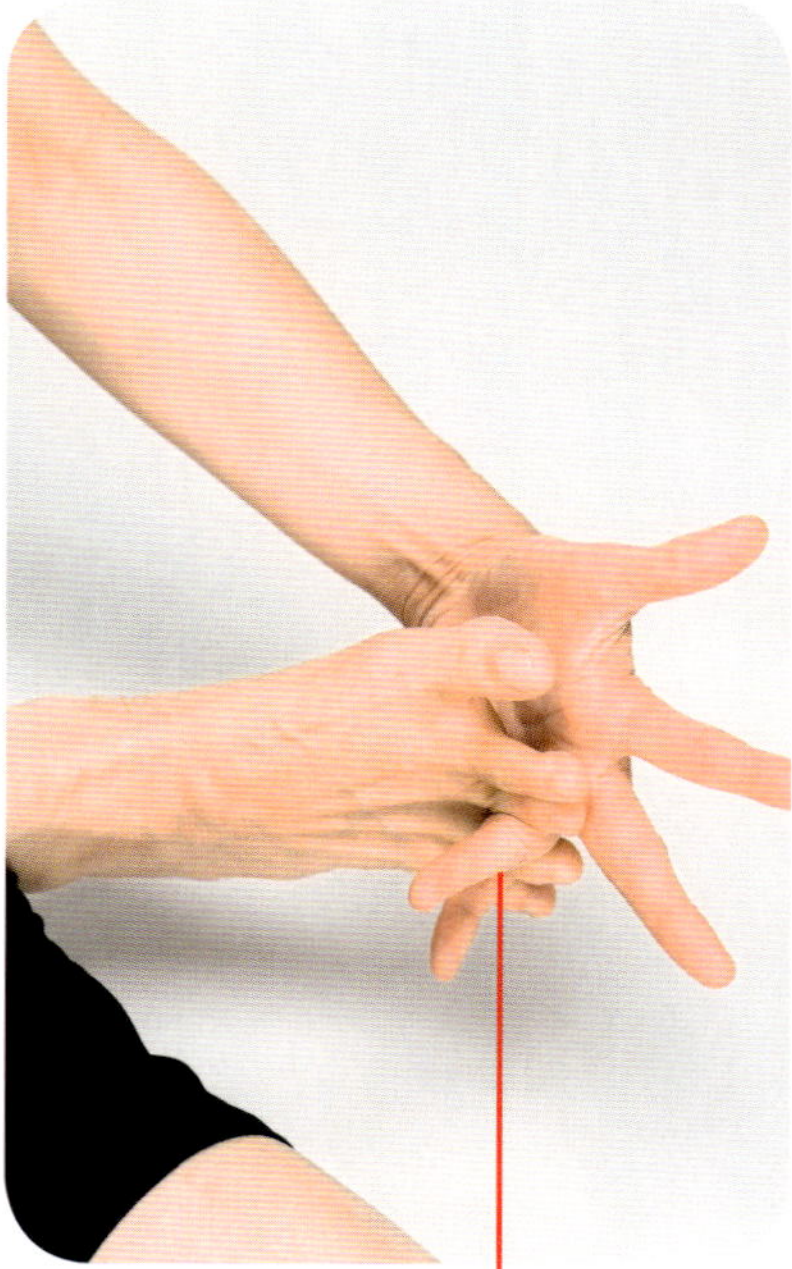

指の間をしっかり押す。痛いのは弱っている証拠

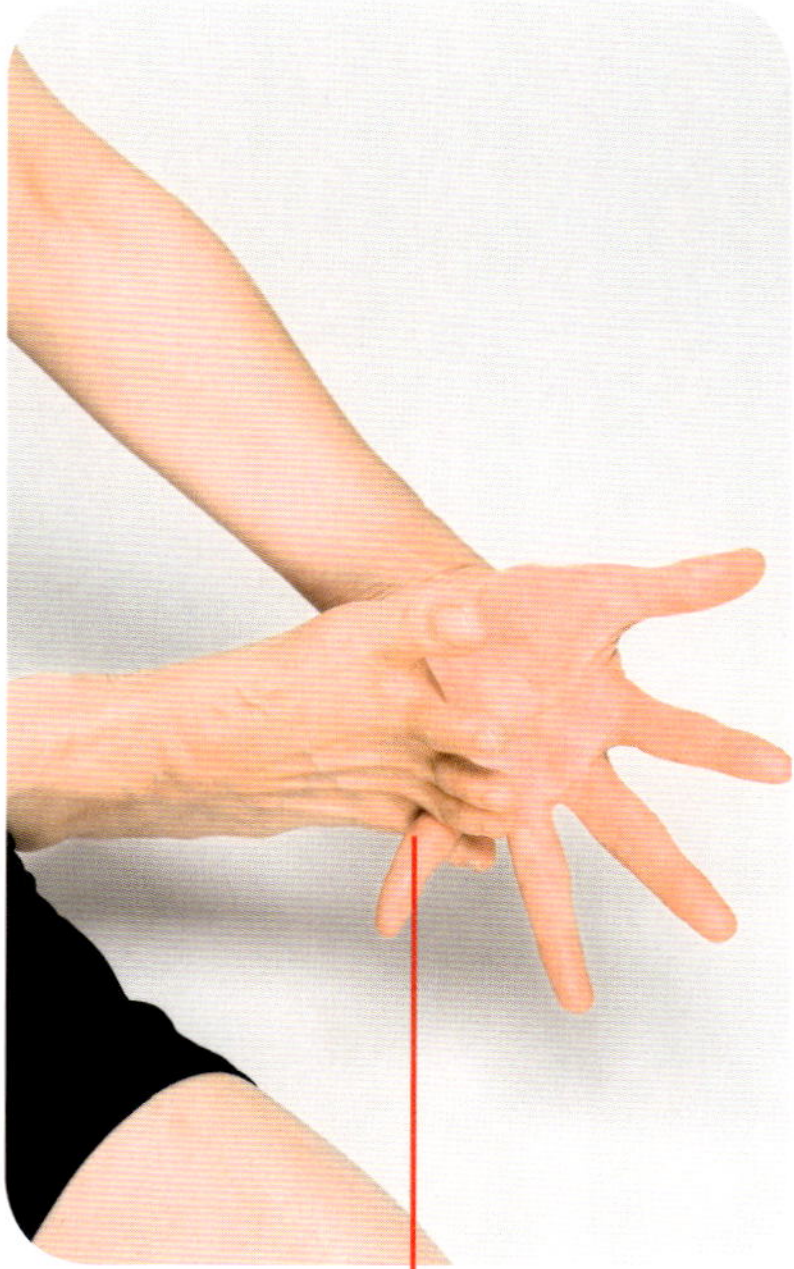

足の指と手の指を根元までしっかりと入れる

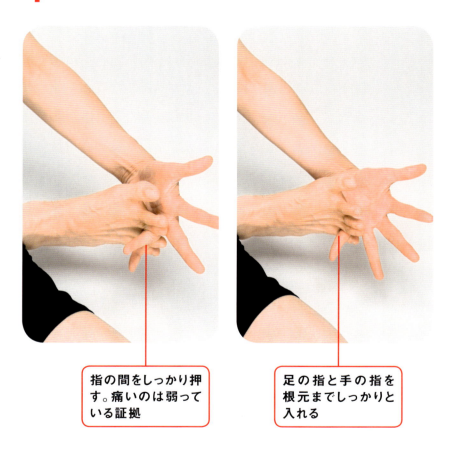

2 ぎゅーっと力を入れて、握手をする。どの指が弱いか探る

力が入って
いない指は
ないかな……?

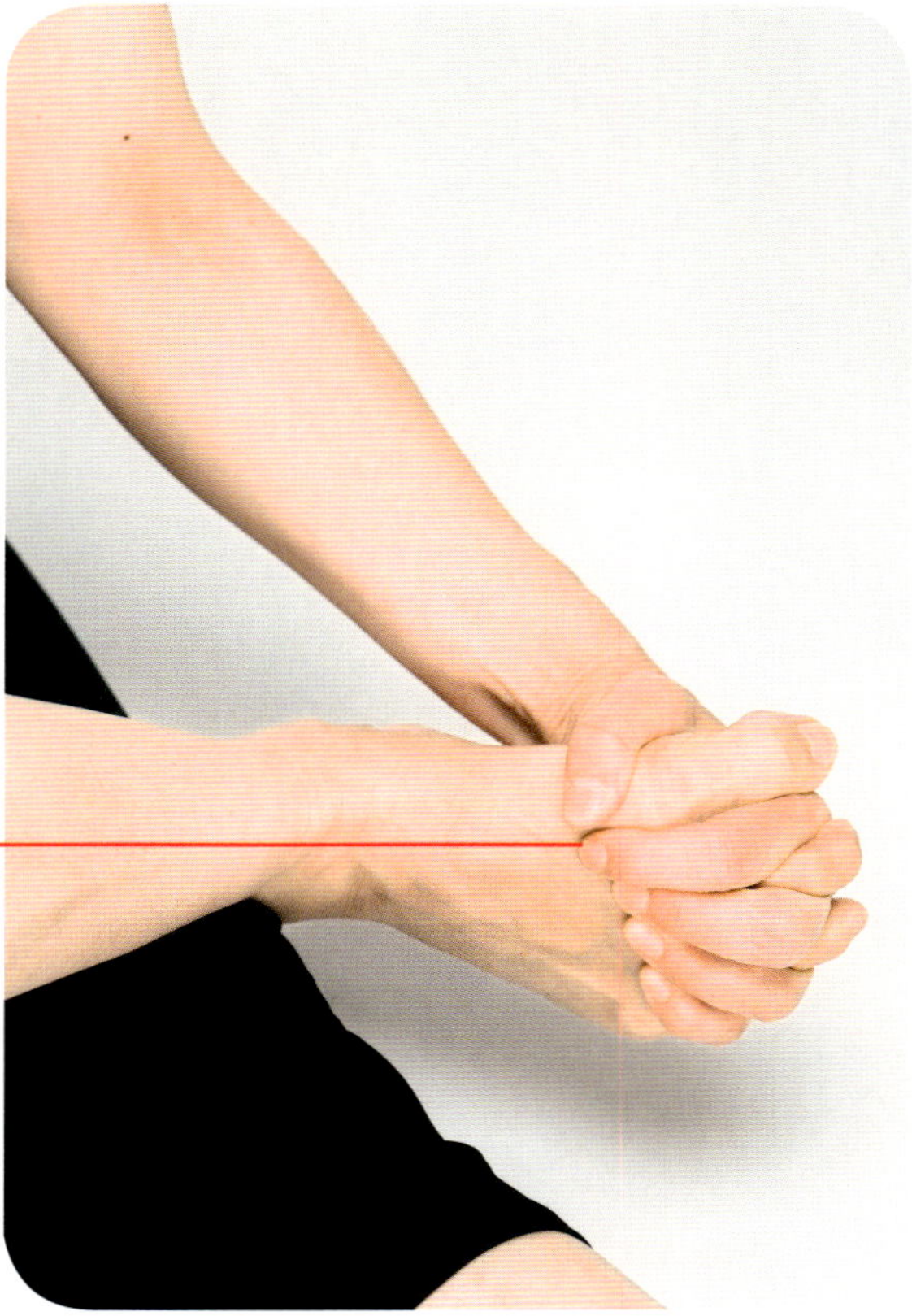

もう片方の手
で足の指の力
の入り具合を
確認してもOK

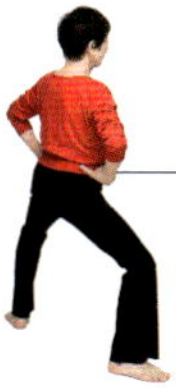

つらくない腹筋で、足腰の力を育てる

お腹をふくらませたりへこませたりする

腹筋は全身の要です。腹筋は前側から背骨を支えているので、腹筋が弱くなると腰が折れ曲がり、まっすぐ支えることができません。「らくスクワット」ができない人は、足の裏以外にも腹筋が弱いため上半身を支えられないことが考えられます。歩くためには下半身の筋肉は当然必要ですが、それと同じくらいかそれ以上に腹筋が必要です。私はいつも

「死ぬまで腹筋、いいえ、死んでも腹筋よ！」

と言っています。

ここで紹介するのは、**一般的なつらくきつい腹筋ではありません**。気がついた時にお腹をふくらませる、へこませるだけです。呼吸は止めず、自然に続けてください。寝る前や電車の中で手持ちぶさたな時など、ちょっとした合間でもでき、腹筋を育てていくことができます。

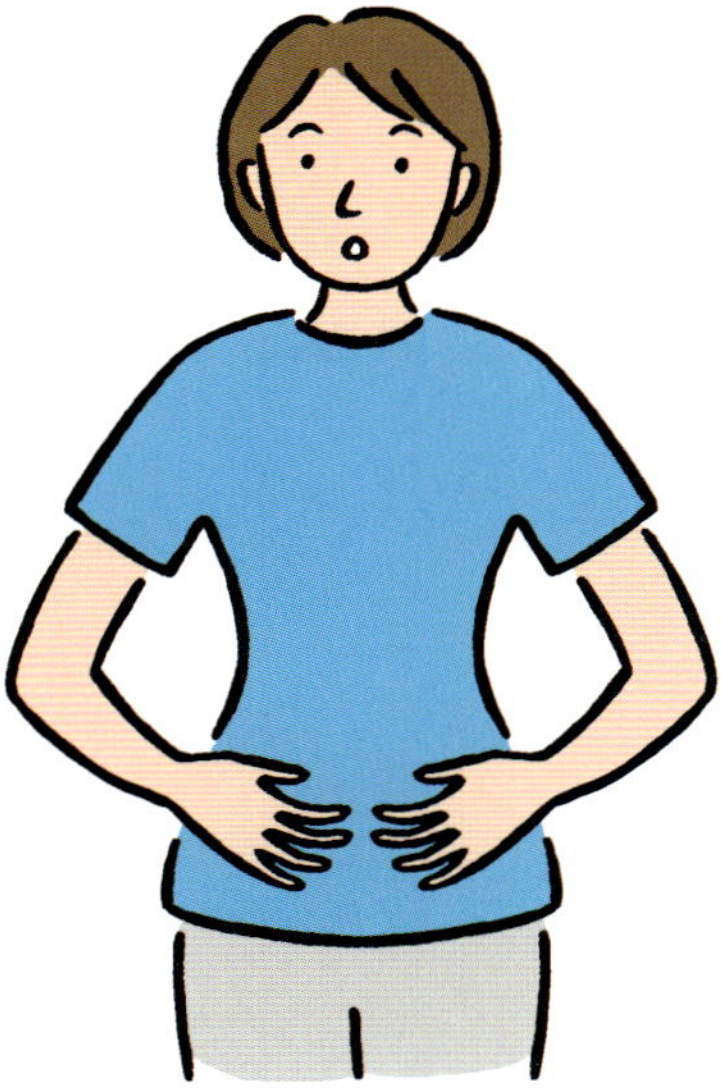

手でお腹をつかむようにするとわかりやすくなります。

夜寝る前や朝起きた時、足腰が痛くて寝込んでいる時でも、気がついた時に意識をお腹に向けて、この動きをやってみてください。**腹筋が強くなれば腰から上の部分をしっかり支えることができます。**そのため下半身に対する負担が減り、**腰痛の予防や改善に効果**があります。腰痛のある人ほど毎日この腹筋の動きをしてください。また、腹筋が強くなると便秘も解消し体調もよくなりますし、大またでまっすぐな姿勢で歩けるようになります。

「らくスクワット」をやる元気もないという人は、まずこの腹筋から始めましょう。腹筋に力がつけば、その奥に納まっている内臓にも力がついて活性し、体の調子がよくなり、自然に気力がわいてやる気が出てきます。すぐに体を動かしたくなるでしょう。

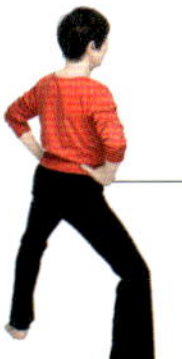

お腹をふくらませたりへこませたりするやり方

寝たままの姿勢で、手でお腹を押さえ
これ以上は無理というところまで
お腹をへこませて、ゆっくり５つ数える

呼吸は止めず
自然に

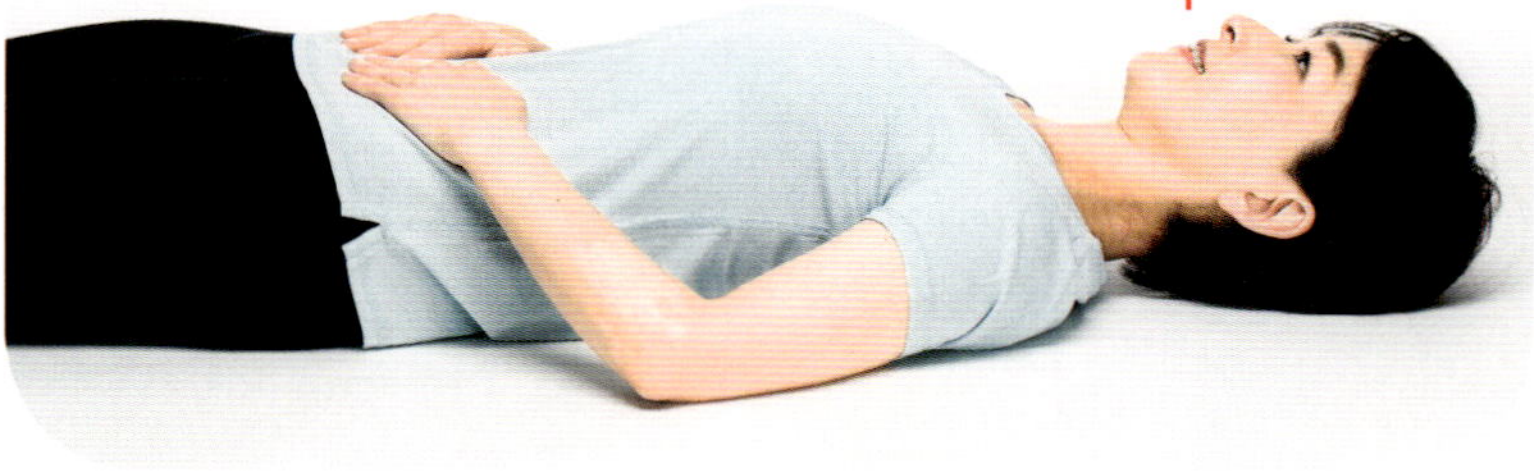

お腹をグーッとふくらませて、
ゆっくり５つ数える

何秒キープできるか
挑戦してみよう

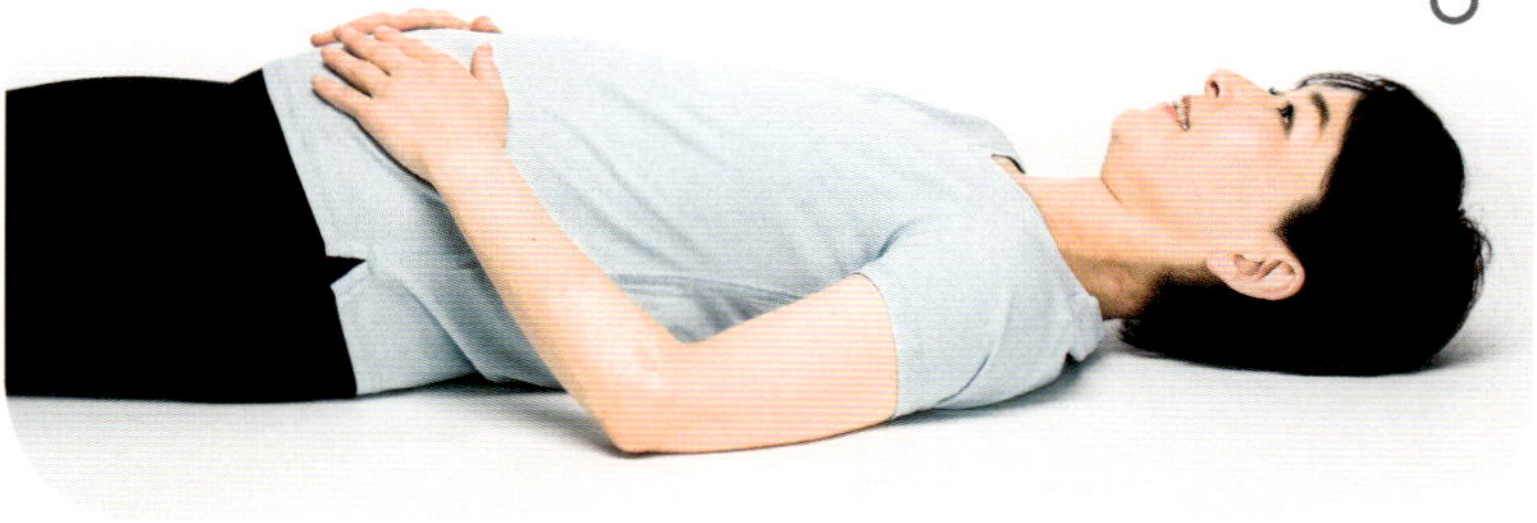

イスに
浅く腰かけて、
これ以上は無理な
ところまでお腹を
へこませて、
ゆっくり５つ数える

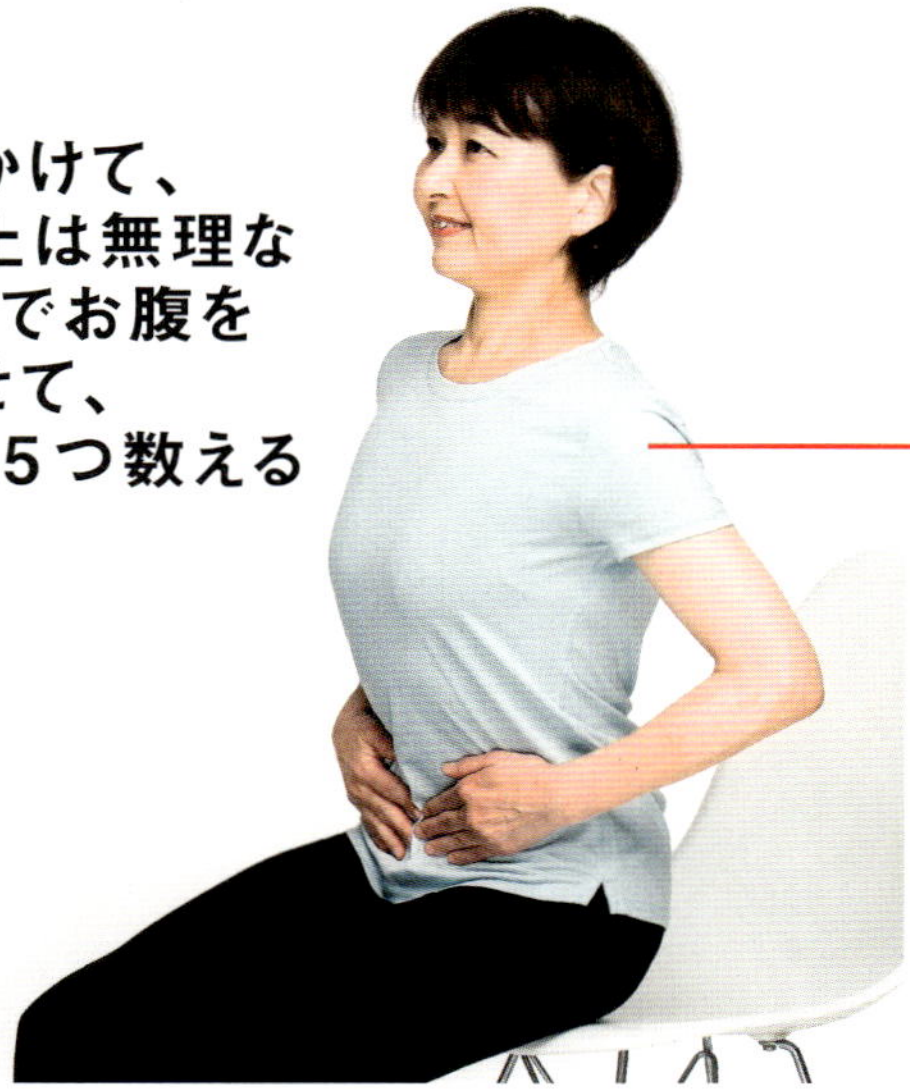

肩を下げる

足の指・裏で
床をしっかり
踏みしめる

ふくらませるのは
意外と大変

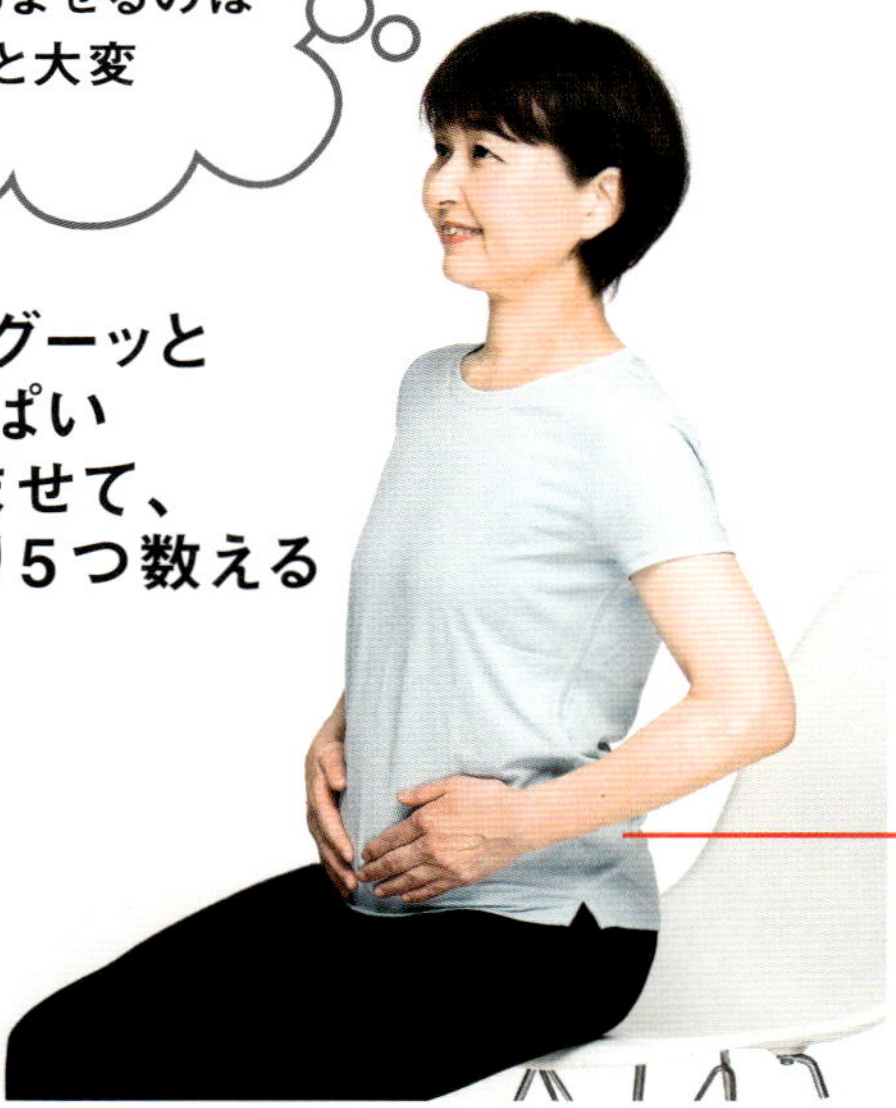

お腹をグーッと
めいっぱい
ふくらませて、
ゆっくり５つ数える

まっすぐの姿
勢を保ち、腰
を反らさない
ように

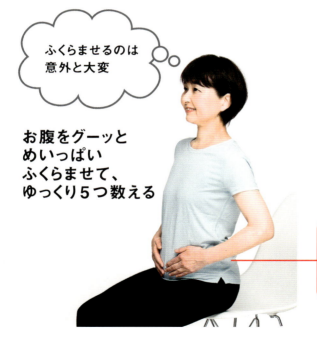

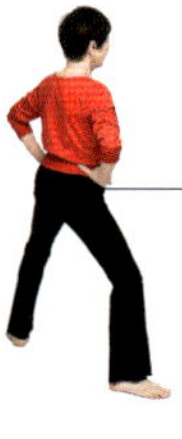

おわりに

最後の日まで、自立した人生を送りましょう

風邪で5日間寝込んで歩けなくなりました

2018年の初め、私は風邪をひき5日間ほど寝込んでしまいました。風邪はほどなくよくなり「さあ、そろそろ起き上がろう」と思ったのですが……。

そっと立つことはできましたが、立っている足の裏がはっきりしません。最初の一歩が踏み出せません。まるで歩き方を忘れてしまったような感じでした。たった5日間、じっと寝ていただけで筋肉が弱り、瞬間ですがどう動かせば歩けるのかわからなくなりました。これはいままで味わったことのないショックでした。足の裏の皮膚の感覚も普段とまるで違い、足の裏が床についているのに、ふわふわして転びそうな感じでした。慌ててベッドに座り、足の裏をしっかりとさわり、指をしっかりとひっぱり、足首を回し、手と足の指でぎゅっと握手しました。

この本に書いた座ったままできる動きはすべてやりました。

それからもう一度立ち上がり、そろそろと一歩を踏み出してみました。一歩ずつ、一歩ずつ歩いていくうちに、徐々に足の感覚が戻り、脳と体がつながっていくのが感じられ、足の裏の感覚を取り戻してからはまったく元通りに歩けるようになりました。一瞬でも足の裏の感覚がわからなくなった時の恐怖と驚きは忘れられません。歩けることのありがたさと、長い間動かし続けて感覚を磨いてきたことへの感謝をあらためて実感しました。

「年寄りは寝かせておいてはいけない」

とよく聞きますが、老人になってからの衰え方は強烈です。これは50年以上もの間動かし続け、足の裏の感覚を生かし続けてきたからこそ体験できたことだと思いました。一般的には何も感じることなく転んでしまったり、寝ていたからしょうがないとか、年を取ったからしかたがないと受け入れてしまうのだと思います。私は我が身をもって、それを体験しました。

死ぬまで歩ける足腰を育てるためには、毎日、意識して体を動かし続けていかなければなりません。そしてそれは、他の誰でもなく、自分で努力を重ねていくしか他に方法がないのです。

初めて歩いた時のことは、誰も覚えてはいません。けれど、それはまぎれもなく、自分自身の努力の末にたどり着いたことです。

私たちは自分の力でハイハイをし、何度も転びながら立っちをし、1歳ごろにようやく歩け

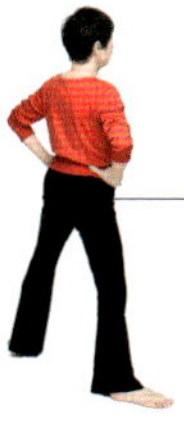

るようになりました。最初からすんなりと歩けたわけではありません。赤ちゃんの足はふわふわと柔らかいですが、そこからしっかりと自分の体重を支え、何度も転びながら立ち上がり、一歩一歩と歩く動作を積み重ねていくうちに筋肉が発達します。それにつれて、しっかり立つ、歩くという脳も同時に発達していきがあるのです。この発達の過程は生涯変わらないのです。ですからいくつになっても歩くための努力はし続けていかないと、やがて歩けない人生を迎えることになるのです。歩くということは最初から最後まで、努力が必要なことなのです。いま、問題なく歩けているなら、エレベーターやエスカレーターは使わず、階段を使ってください。特に駅の階段はちょうどよく上り下りができる高さに作られています。ジムに行くよりも手軽に筋肉に力をつけることができます。

いまの自分より少しでもよくする

きくち体操の教室にも、最初は自分でよくしていけるのかどうか、わからないままやってくる方がたくさんいらっしゃいますが、きくち体操で動かし続けることで、たくさんのみなさんがよくしていかれるのを私は見てきています。

毎日、意識を向けて動かしていれば、自分の弱い部分、衰え具合がわかってきます。そうしたら、その部分を弱らせないように動かしていけばいいのです。

「らくスクワット」は、みなさんが一生歩ける足腰を育てるための努力のひとつだと考えてください。

目標は「いまの自分より少しでもよくしていくこと」。

これだけで死ぬまで、自分の足で歩き、人様に迷惑をかけずに自立して人生を充実させることができます。

自分の体をよくしていこうという想いに体は必ず応えてくれます。「らくスクワット」で生きていくために必要な筋肉を育て、最後まであなたの体を生かす努力をし続けてください。

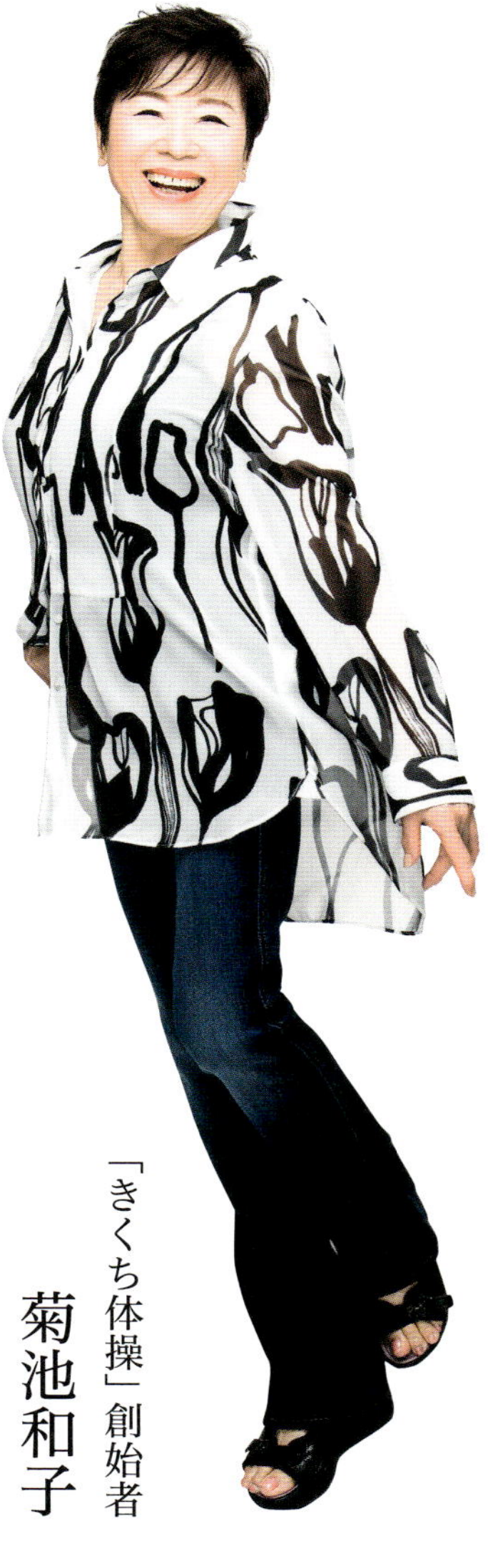

「きくち体操」創始者
菊池和子

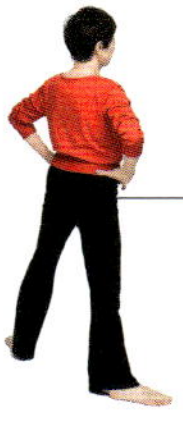

菊池和子（きくち・かずこ）

1934年生まれ。日本女子体育短期大学卒業。体育教師を経て「きくち体操」を創始。川崎本部のほか、東京、神奈川などの教室、カルチャースクールなどで指導を行う。心と体、脳とのつながりに着目した"いのちの体操"は、性別・年齢を問わず多くの支持を得ている。日本ペンクラブ会員。著書は『あぶら身がすっきり取れるきくち体操』（角川マガジンズ）、『はじめての「きくち体操」』（講談社）、『寝たままできる！ 体がよみがえる!! きくち体操』『足の裏を刺激して一生歩ける体になる! きくち体操』（以上、宝島社）など。
http://kikuchi-taisou.com/

死ぬまで歩ける足腰は「らくスクワット」で作りなさい

2018年　7月31日　第1刷発行
2023年　5月26日　第11刷発行

著者　菊池和子
発行人　蓮見清一
発行所　株式会社宝島社
〒102-8388
東京都千代田区一番町25番地
営業 03-3234-4621
編集 03-3239-0927
https://tkj.jp

印刷・製本　サンケイ総合印刷株式会社

Staff

撮影　鍋島徳恭
編集　中村直子
中村瑠李子
浅郷浩子
構成　萩原みよこ
モデル　齋藤るり子
ヘアメイク　小島けさき
デザイン　松崎 理（yd）
福田明日実（yd）
イラスト　田上千晶
DTP　POPGROUP

ISBN 978-4-8002-8459-4

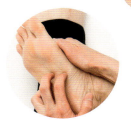

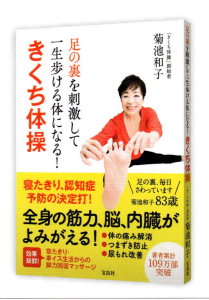

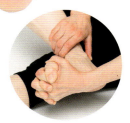